これで安心！

不整脈

～脳梗塞・突然死を防ぐ

監修
杉　薫
東邦大学医学部教授

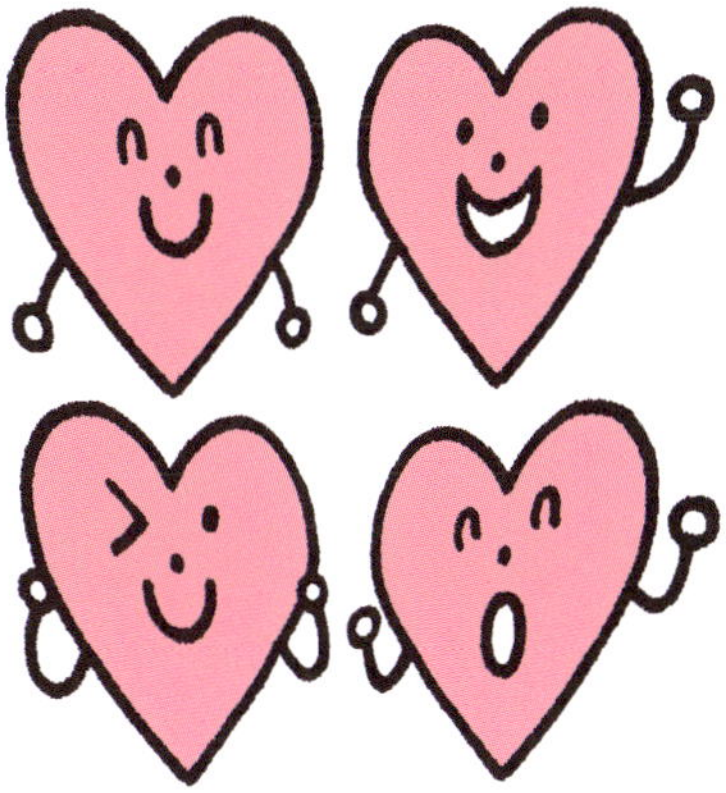

高橋書店

はじめに

社会の高齢化とともに、「不整脈」のある人が増えています。ひと口に不整脈といっても、健康な人にも起こる心配のないものから、突然死を招くものまで、さまざまなタイプがあります。なかでも近年、増加が目立つのが「心房細動」という不整脈です。心房細動が続くと心臓の中で血栓（血液の塊）ができやすくなり、それが脳の血管を詰まらせて重症の脳梗塞を引き起こすことがあります。

実際に心電図検査で見つかる不整脈は、多くが命にかかわるような危険なものではなく、症状がなければ治療のいらないものです。健康診断で「不整脈がある」と指摘されただけなら、あまり心配しすぎないことも大切です。

ただし、不整脈は「このタイプなら治療は不要」「無症状なら心配ない」などと一概にいえません。健康な人なら治療がいらないタイプの不整脈でも、心臓病のある人に起これば命にかかわることもあり、無症状の心房細動から脳梗塞が起こることもあるからです。

不整脈があるとわかったら、どのような不整脈なのかを知って、どのくらい危険なのか、治療が必要なのかをきちんと確認し、それに応じて対処することが大切です。

本書は、不整脈のタイプ別に危険度に応じた対処法を示すとともに、最新の治療を詳しく紹介しています。心配のないものはむやみに怖がらず、危険なものはあなどらず、適切な対処をするために役立てていただければ幸いです。

東邦大学医学部教授　杉　薫

目次

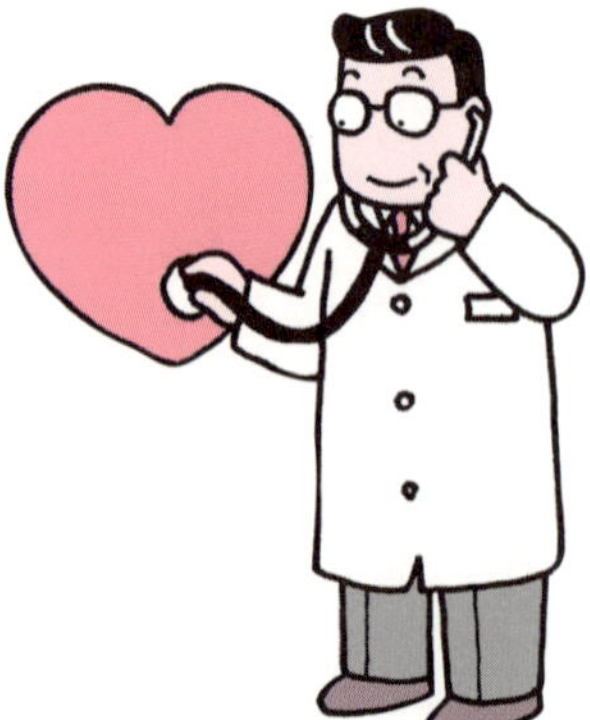

第3章 あなたの不整脈はどのタイプ？

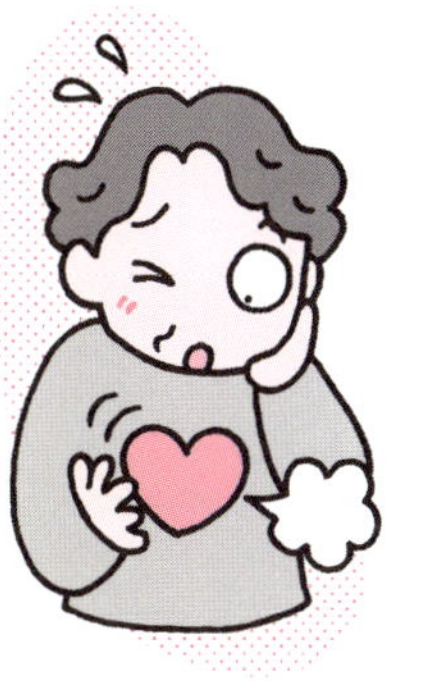

第4章　不整脈の治療法①　薬物療法

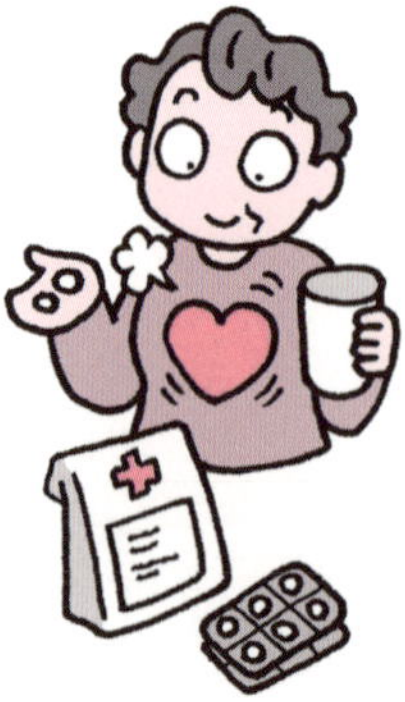

第5章 不整脈の治療法② 非薬物療法

第6章 不整脈の治療の実際

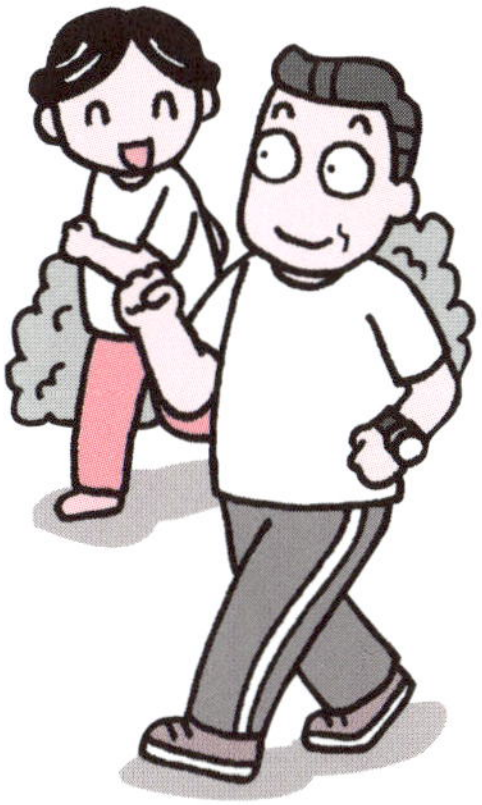

第7章 日常生活の工夫

巻末付録

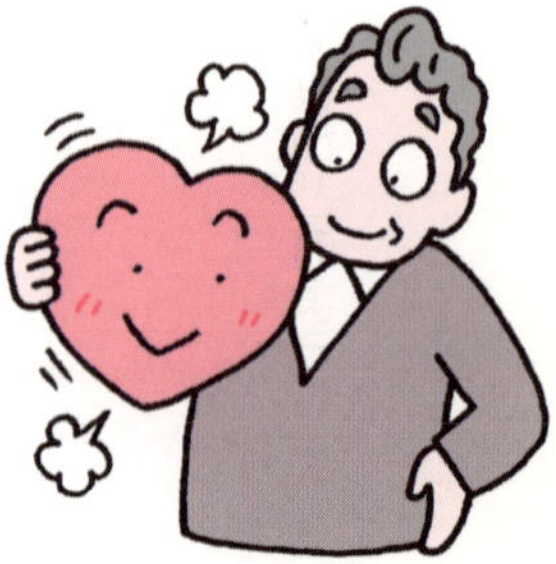

装丁・本文デザイン　宮嶋まさ代
カバーイラスト　石田純子
本文イラスト　高原めぐみ、ＫＡＺＺ
校正　㈱ぷれす
編集　径ワークス、重信真奈美
プロデュース　高橋インターナショナル

※本書の情報は基本的に２０１３年２月現在のものです。

第1章

不整脈とはどんな病気か

不整脈への適切な対処は、まず病気を知ることから始まります。そもそも心臓はどのようなしくみで働いているのか、何が原因となってその働きが乱れるのか、それがどのような危険を招くのか、知っておきましょう。

心臓のしくみと働きとは

"命のポンプ"は電気刺激によって動いている

心臓は全身に血液を送るために働き続けるポンプ

私たちの体は、生命を維持するために必要な酸素や栄養素などを血液から取り入れています。その血液を全身のすみずみまで送り届ける働きを担っているのが心臓です。

心臓は、左ページ上の図のように胸のほぼ中央に位置し、「心筋」という筋肉でできています。この丈夫な筋肉が収縮と拡張を繰り返し、まるでポンプのように一定のリズムで動くことで、全身に血液を送り出しては再び戻すという働きをしています。心臓がドクンドクンと拍動しているのは、心筋が規則正しく収縮・拡張しているからです。

1回の拍動で送り出される血液量は、成人の場合、安静時で60〜80㎖ほど。1分間に4〜6ℓもの血液が全身に送り出されていることになります。

心臓の構造は、左ページ下の図のように「右心房」「右心室」「左心房」「左心室」という4つの部屋から成り、それぞれが太い血管とつながっています。

知っておきたい

心臓自身が使う血液は外から送り込まれている

心臓自身が動き続けるために血液を供給しているのが、「冠動脈」です。右冠動脈と左冠動脈があり、さらに左冠動脈は前下行枝と回旋枝に分かれて心臓表面を取り巻きながら、心臓に血液を届けています。

この冠動脈が何らかの原因で狭くなったり詰まったりすると、心臓に十分な血液が供給できなくなって「狭心症」や「心筋梗塞」が起こります。

心臓のしくみ

心臓の位置

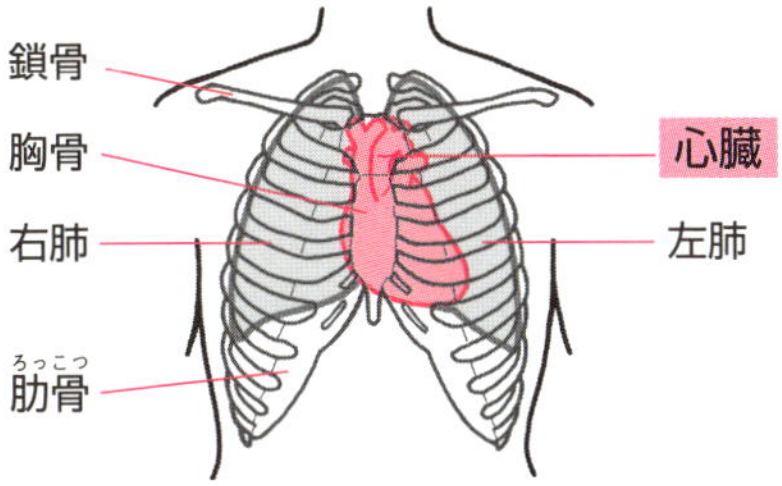

心臓の位置は、胸部の中央からやや左側。左右を肺に、前方は胸骨、後ろは脊椎《せきつい》に囲まれている。下部は横隔膜と接している。心臓の底にあたる心尖部は、左肺の奥に少し入り込んだようになっている。大きさは健康な成人では握りこぶし大で、重さは200 ～ 300g。

心臓の構造

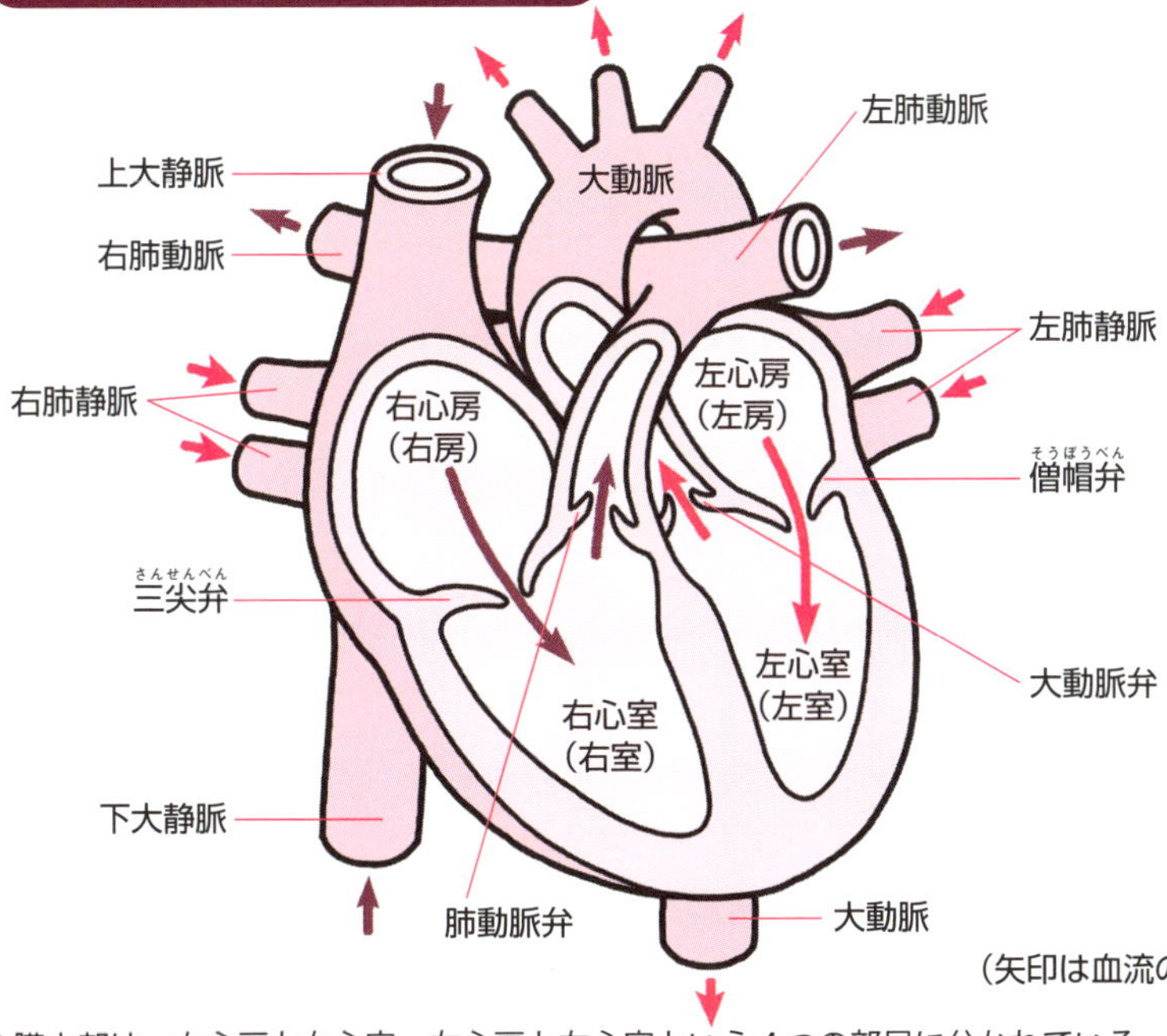

（矢印は血流の向き）

心臓内部は、右心房と右心室、左心房と左心室という４つの部屋に分かれている。右心房と右心室は右心系、左心房と左心室は左心系と呼ばれる。右心房には上大静脈と下大静脈、右心室には肺動脈、左心房には右肺静脈と左肺静脈、左心室には大動脈がつながっている。全身から戻ってきた静脈血は、上下の大静脈から右心房・右心室へと流れ込み、肺動脈を経て肺へ送られる。肺でガス交換をして酸素を多く含んだ血液は、肺静脈を経て左心房・左心室へ流れ込み、大動脈から全身へと送られる。心臓にある４つの弁は、タイミングよく開閉することで、逆流を防ぎ、効率よく血液を送れるようになっている。

心臓の動きは電気でコントロールされている

血液の循環は、心臓が一定のリズムで収縮と拡張を繰り返すことによって行われています。このように、心臓が収縮と拡張を繰り返すことを「拍動」といいます。

では、拍動はどのようなしくみで起こっているのでしょう?

この拍動を生み出しているのは、電気刺激(電気的興奮)です。心臓の筋肉は刺激を感じると収縮し、刺激がなくなると弛緩して拡張します。

電気刺激は、心臓の右心房上部にある「洞結節《どうけっせつ》」という部分から発せられます。洞結節は、電気刺激を生む特殊な心筋細胞でできています。ここで発生した電気刺激は左右の心房の壁を伝い、中継所の役割をする「房室結節《ぼうしつけっせつ》」に集まります。このとき、電気刺激を感知した左右の心房では筋肉が収縮します。そうすると、右心房から右心室へ、左心房から左心室へと血液が流れ込み、左右の心室が拡張するのです。

さらに電気刺激は、房室結節から「ヒス束《そく》」へと送られます。ヒス束は心室中隔《しんしつちゅうかく》で右脚《うきゃく》と左脚《さきゃく》に分かれて、最終的には「プルキンエ線維」と呼ばれる細い線維になります。

電気刺激がこのプルキンエ線維から心室の心筋細胞に伝わると、左右の心室が収縮し、右心室からは肺動脈に、左心室からは大動脈へと血液が送り出されるのです。このように洞結節で発生した電気刺激が伝わる経路を「刺激伝導系」といいます。

キーワード

洞調律《どうちょうりつ》

洞調律とは、心臓が規則正しく収縮と拡張を繰り返し、拍動するリズムのことです。

健康な成人の場合、1分間に50~100回ほど拍動するのが正常とされています。ただ、洞調律は年齢差や個人差があり、また運動時と安静時でも異なります。日中の活動時には速く、睡眠時など安静にしているときには遅くなるのが普通です。

不整脈とは、正常の範囲を超えて拍動が異常に速くなったり、遅くなったり、リズムが乱れたりすることをいいます。

心臓の拍動のしくみ

刺激伝導系

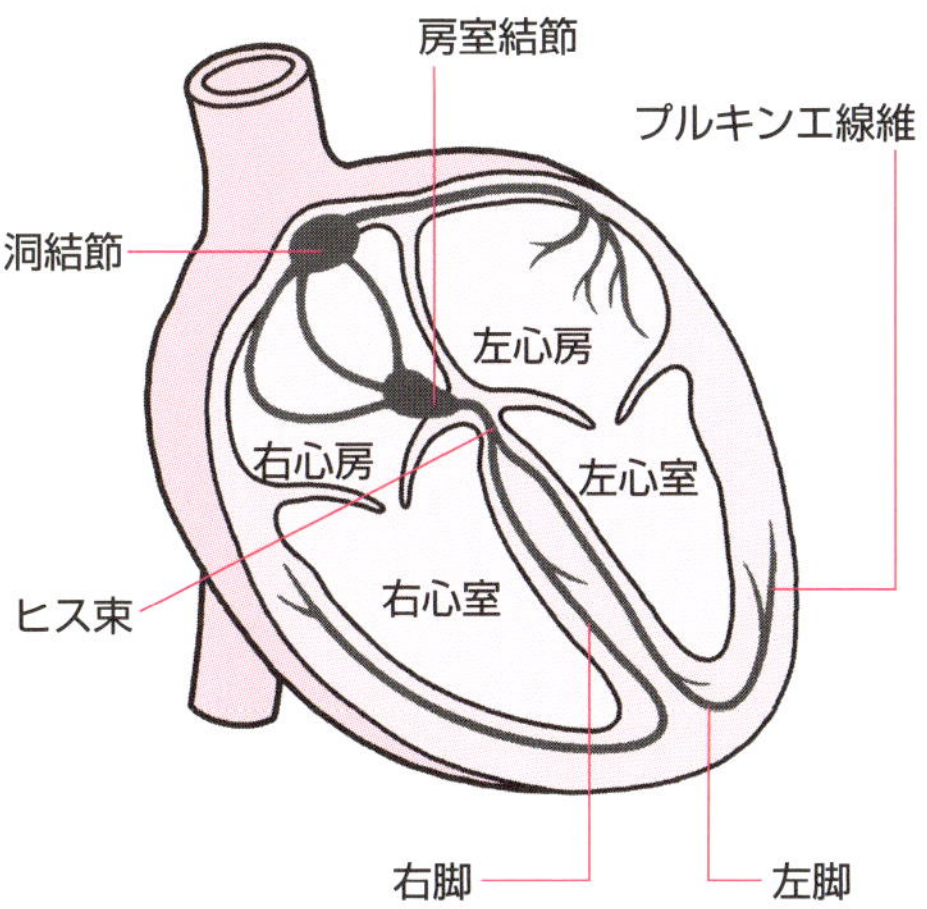

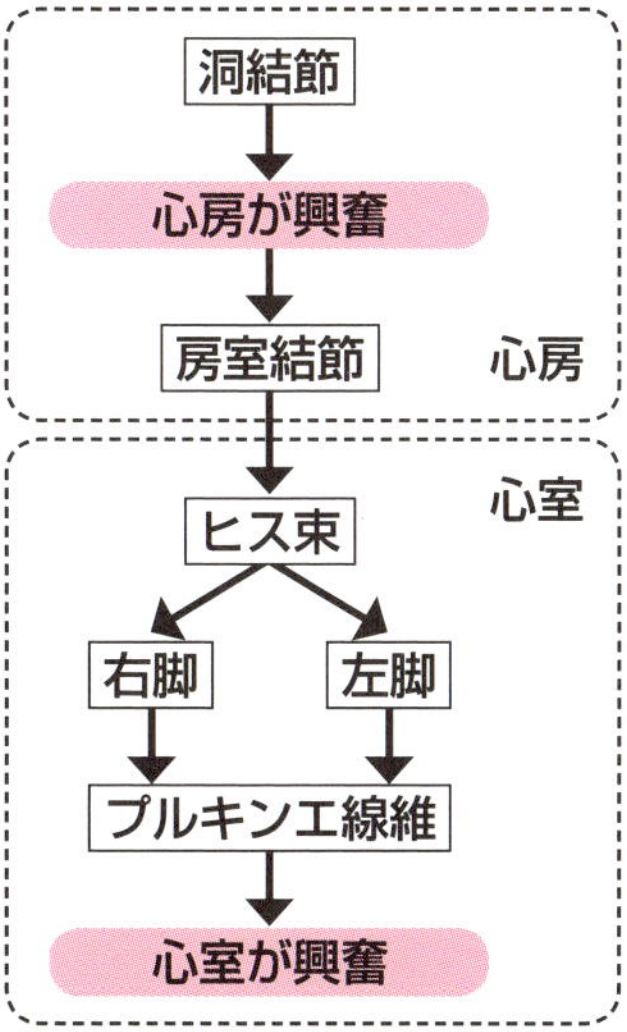

洞結節で発生した電気刺激（電気的興奮）が、左右の心房筋を収縮させ、房室結節へ至る。さらに、ヒス束、左脚・右脚、プルキンエ線維を介して左右の心室を規則正しく収縮させる。この経路を「刺激伝導系」という。

心臓の運動の流れ

①心房が収縮する

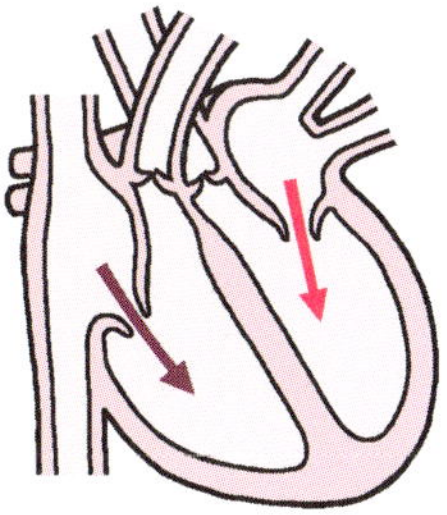

心房の壁に刺激が伝わると心房が収縮して、心房から心室へと血液が流れ込む。心室の内圧が上昇すると、三尖弁と僧帽弁が閉じる。

②心室が収縮する

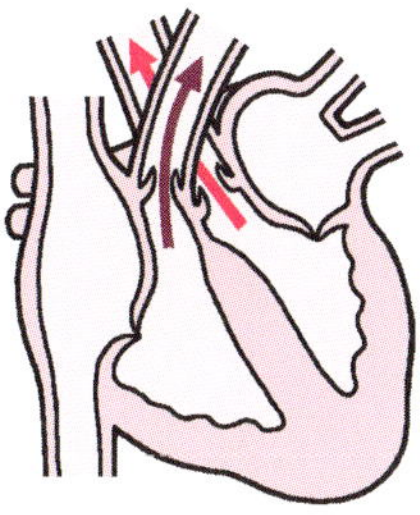

刺激が心室を通過すると、心室が収縮する。すると、右心室からは肺動脈へ、左心室からは大動脈へと血液が送り出される。

③心臓が拡張する

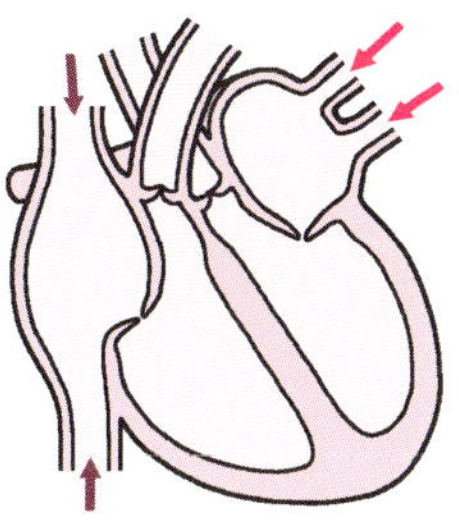

肺動脈弁と大動脈弁が閉じて心室は弛緩し、上大静脈と下大静脈、肺静脈から心房へ血液が流れ込んで、心房も拡張する。

不整脈とは

心臓の拍動のリズムに異常が起こった状態

脈の乱れ方により3つのタイプに分けられる

不整脈とは、心拍数が正常な洞調《どうちょう》律《りつ》の範囲を超えたり、あるいは拍動のタイミングが大きく乱れたりする状態をいいます。脈の乱れ方によって、次の3つに大きく分けられています。

●タイミングがずれる「期外収縮」

心臓の拍動が早いタイミングで起こるもので、心室に十分な血液がたまる前に心臓が収縮してしまうため、脈がとんだように感じます。

●脈が速くなる「頻脈性不整脈」

拍動が異常に速くなるもので、症状としては、多くの患者さんが動悸《どうき》を感じます。速さによって「頻拍」「粗動」「細動」に分けられ、一般に速いものほど危険です。

●脈拍が遅くなる「徐脈性不整脈」

徐脈とは、拍動のリズムがゆっくりだったり間隔があいたりして、1分間に50回未満になるものをいいます。拍動が極端に遅くなると、心臓から送り出される血液が少なくなってしまいます。

これら3つは左ページの図のよう

ここが聞きたい

Q 心電図検査で所見があったら、みな不整脈なの？

A 不整脈を発見するには、心電図検査が欠かせません。しかし、心電図の所見があったからといって、みな病的な不整脈というわけではありません。

心臓の拍動には自律神経の働きが関係しているため、たとえばストレスや過労、睡眠不足などがあると、不整脈が現れやすくなります。飲酒が影響することもよくあります。こうした不整脈は健康な人にもみられ、病気ではありません。

にさらに細かいタイプに分けられます。個々のタイプについては第3章で詳しく説明しています。

不整脈は心臓の電気系統の不具合によって起こる

心臓の拍動は心臓自身が発する電気刺激により起こっています。電気刺激を発生する洞結節《どうけっせつ》や、それを伝える刺激伝導系などに何らかの不具合があると、拍動の速さやリズムに乱れが生じて、不整脈が現れます。

緊張すると拍動が速くなるように、拍動には生理的な変動もあります。不整脈の多くは危険なものではありませんが、なかには命にかかわるものがあります。不整脈がある人は、自分の不整脈の危険度を知り、それに応じた対処をすることが大切です。

拍動の速さからみた不整脈のタイプ

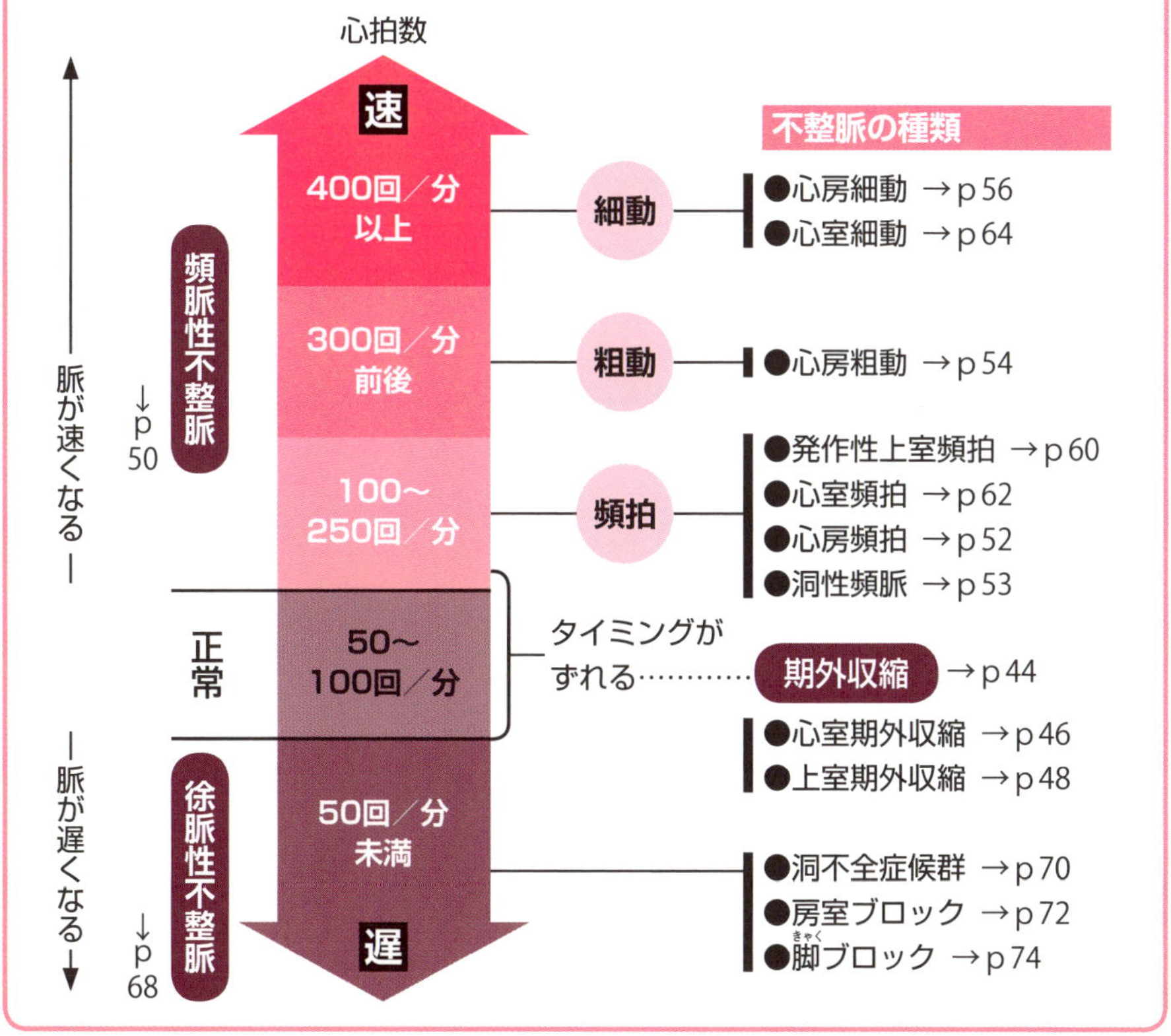

不整脈によって起こる症状とは

動悸をはじめ、息切れ、だるさ、めまい、失神などが現れる

主な症状は自分の拍動を不快に感じる「動悸」

不整脈の自覚症状で代表的なのが**動悸**《どうき》です。誰でも走ったときなど、心臓の鼓動を感じますが、それとは全く別のものです。

ふだん、私たちは自分の拍動を意識することはほとんどありませんが、**拍動が速くなったり強く感じられたりすると、不快感や違和感**を覚えます。動悸とは、このように「心拍の不快な自覚」のことをいいます。

動悸の感じ方は患者さんによっても異なりますが、不整脈のタイプによる現れ方の特徴もあります。**いきなり動悸が始まって唐突におさまる**場合は、発作性の頻脈性不整脈（上室頻拍、心房細動、心室頻拍など）が考えられます。上室頻拍では規則的なリズムで拍動が速くなり、心房細動では乱れたリズムになります。一方、**徐々に始まって徐々に終わる**タイプは主に洞性頻脈ですが、ほかの病気が原因の場合もあります。

ときどき脈がとんだり、そのあとの拍動を強く感じたりするのは期外収縮のことが多く、徐脈性不整脈の

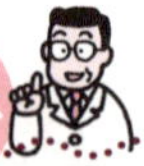

アドバイス

気づきにくい症状の不整脈、症状のない不整脈もある

不整脈の症状には、ほかの病気とまぎらわしい症状もみられます。たとえば「一瞬、せきをしたくなる感じ」とか「胃や食道に異物が入ったような違和感や不快感」を訴える人もいます。

また、不整脈があっても自覚症状がないこともよくありますが、心房細動では症状がなくても脳梗塞を引き起こすことがあり、症状だけで危険度はわかりません。

房室ブロックでもみられます。

血流が低下すると、息切れやめまい、失神も起こる

不整脈で、心臓が十分に血液を送り出せなくなり、全身をめぐる血流量が不足すると、それに伴う症状が現れます。

徐脈性不整脈の洞不全症候群や房室ブロック、頻脈性不整脈の心房細動などで、**息切れ**や**だるさ**などの症状が現れることがあります。**胸の痛み**や**胸苦しさ**を感じる人もいます。

また、脳への血流が不足すると、**めまい**や**失神**を起こします。心室細動で心臓が収縮できなくなったり、徐脈性不整脈で拍動が長く途絶えたりすると、いわば心停止状態で、長引けば**突然死**にもつながります。

不整脈の主な症状

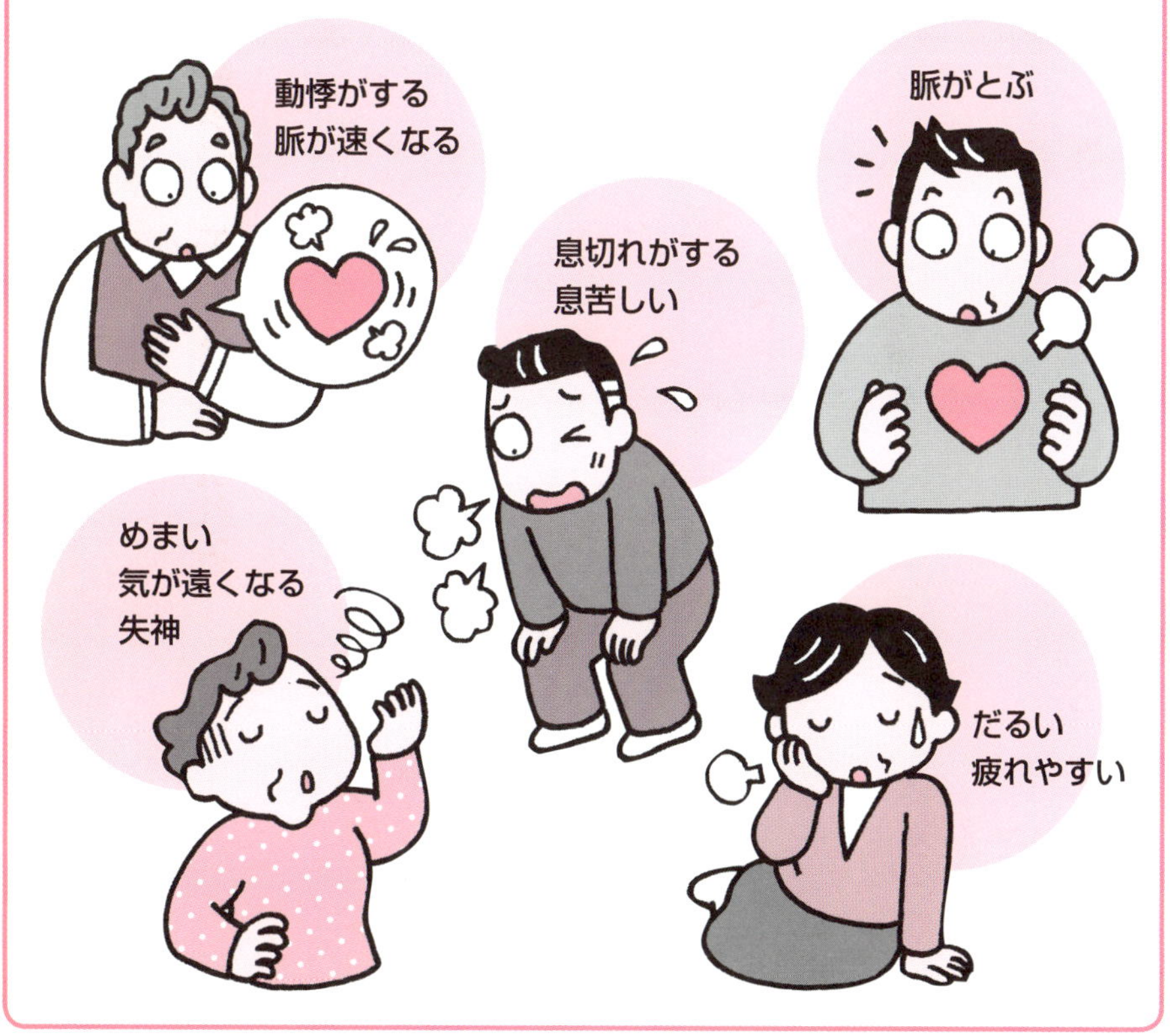
動悸がする
脈が速くなる
脈がとぶ
息切れがする
息苦しい
めまい
気が遠くなる
失神
だるい
疲れやすい

不整脈の原因とは

心臓の病気や日常のストレスが不整脈を招く

不整脈の多くは、心臓などの病気がある人に起こる

　不整脈の原因はさまざまですが、何らかの病気が関係して起こることが多く、なかでも最も多いのが心臓病です。

　原因となる心臓病は、冠動脈の狭《きょう》窄《さく》や閉塞による**狭心症**・**心筋梗塞**と、心臓の筋肉に病的変化が起こって機能が低下する**心筋症**の占める割合が高くなっています。そのほか、**心不全**、**心膜炎**、**心臓弁膜症**などが関連するものもあります。

　肺の病気では、**慢性閉塞性肺疾患**（ＣＯＰＤ）が関係するものがみられます。十分な酸素を体内に取り込むことができなくなって、心臓に負担をかけ、その結果、不整脈を招くのです。

　心臓に負担をかけるという意味では、**高血圧**も原因となります。

　さらに、心臓の働きに影響する甲状腺ホルモンの分泌が多すぎたり少なすぎたりする**甲状腺機能亢進《こうしん》症**・**低下症**や、血管にダメージを与えて高血圧や心臓病を招くことから**糖尿病**も原因となります。

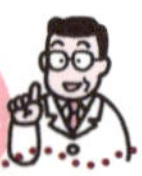

アドバイス

同じ種類の不整脈でも危険度は原因によって違う

　不整脈の多くは、それだけならあまり心配する必要がないものです。しかし、同じ種類の不整脈でも原因となる基礎疾患があるかどうかによって、「突然死」などの危険度が大きく異なります。

　原因となる病気のある人、とりわけ心臓の病気がある人に不整脈が起きた場合は、もとの病気の治療をしっかり行うことが大切です。

ストレスや過労も不整脈を起こしやすくする原因

不整脈は、「自律神経」の働きにも影響を受けます。ふだん、私たちは自分の意思で心臓を動かしてはいません。意識しなくても臓器が働いているのは自律神経のおかげです。

自律神経には「交感神経」と「副交感神経」の2つがあり、バランスよく働くことで体の機能がコントロールされています。たとえば、活動するときには交感神経が優位になり、心臓の拍動も速くなります。休息するときは副交感神経が優位になり、拍動もゆっくりになります。

自律神経の働きは、**ストレス**や**過労**などがあると乱れます。その結果、不整脈が起こることがあるのです。

不整脈の主な原因

心臓の病気	●狭心症・心筋梗塞	心臓に栄養や酸素を送る冠動脈の狭窄・閉塞により、心筋にダメージが及ぶ。
	●心筋症	心筋が厚くなったり薄くなったりして、心臓の機能が低下する。
	●心臓弁膜症	心臓にある4つの弁の開閉がうまくできず、心臓内での血流が乱れる。
	●心不全	心臓の機能が低下し、十分な血液を送り出せなくなる。
	●心膜炎	心臓を覆う膜が炎症により、厚く、硬くなって心臓が動きにくくなる。
その他の病気	●高血圧	動脈硬化を促進して、血液を送り出す心臓に負担をかける。
	●肺の病気	慢性閉塞性肺疾患（COPD）などがあると酸素の取り込みが悪くなり、心臓に負担をかける。
	●甲状腺の病気	甲状腺ホルモンの分泌に異常が起こると、心臓の働きにも影響が及ぶ。
	●糖尿病	血管が障害されやすく、動脈硬化が促進されて高血圧や心臓病を招く。
薬	抗不整脈薬、降圧薬、抗うつ薬など、自律神経や拍動に影響する成分が含まれている薬が引き金になる。	
日常生活	●ストレス　●睡眠不足 ●過労　●飲酒　●喫煙 ●コーヒーなどの刺激物 生活習慣の乱れが上記のような生活習慣病を招くこともある。	

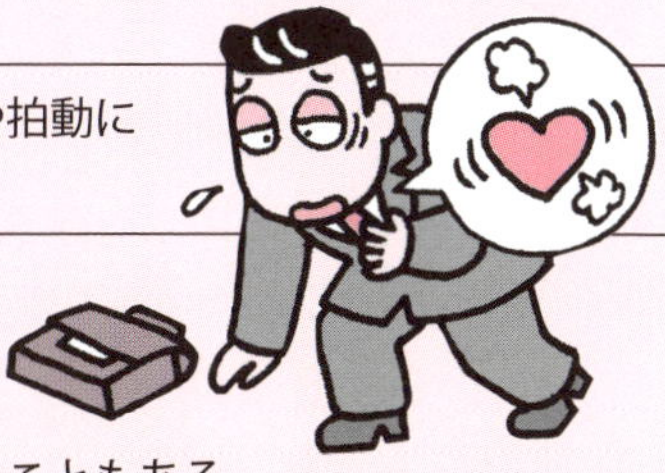

不整脈は何が怖いのか

突然死や脳梗塞を引き起こす危険なタイプがある

不整脈の多くは心配のいらないもの

そもそも不整脈は健康な人にも起こっています。たとえば、走ったときなどに心拍数が100回を超えるようなことはよくあります。これは医学的には「洞性頻脈」と呼ばれる状態で、いわば不整脈の一種です。

また、睡眠中は心拍数が50回未満になることもありますが、これも「洞性徐脈」といって、不整脈といえなくもありません。

つまり、検査で不整脈が発見されたとしても、治療が必要な〝病気〟ばかりではありません。ほとんどの不整脈は、特に治療をしなくて大丈夫なものなのです。

突然死につながったり、脳梗塞、心不全を招くものがある

一方、不整脈のなかには油断してはいけないものもあります。

最も危険なのは不整脈自体が突然死を起こすものです。代表的なのが「心室細動」で、突然死の原因で最も多いとされています。

また、突然死に直接つながるわけ

ここが聞きたい

Q 治療が不要の不整脈も経過観察が必要？

A 不整脈が見つかっても、心配のない一時的なものとわかれば特に経過観察も必要ありません。ただし、すぐに治療はしなくても、経過観察が必要なことはあります。医師に定期的な心電図検査などを勧められたら、受けておきましょう。

また、その後、不整脈の原因となる心臓病が見つかったり、発作が増えたりした場合は要注意です。改めて検査を受けてください。

ではなくても、**脳梗塞を引き起こす**「心房細動」などもあります。心房細動や高度の徐脈性不整脈は、**心不全を起こす**こともあります。これらも危険な不整脈といえます。

不整脈があるとわかったら、それがどの程度危険か、治療が必要なのか、まずは確認することが大切です。

こんな不整脈は危険

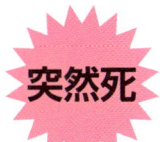

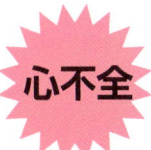

突然死を起こす 発作が数分続くと死に至ることも	・心室細動 ・心室頻拍 ・完全房室ブロック　など
脳梗塞を起こす 命は助かっても障害が残りやすい	・心房細動 ・心房粗動　など
心不全を起こす 長く続くと心機能が低下する	・心房細動 ・心房粗動 ・心室頻拍 ・房室ブロック　など
失神を起こす 転倒するとけがや事故につながる	・心室細動、心室頻拍 ・発作性上室頻拍 ・心房粗動 ・洞不全症候群 ・房室ブロック　など

アドバイス

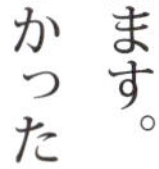

命にはかかわらなくても、症状で困っていれば治療の対象

「命に別状はないので、治療しなくても大丈夫ですよ」と医師に診断されても、本人は不快な症状に悩まされていることもあります。

こんな場合、不整脈そのものの危険度は低くても治療の対象になります。治療をするかどうかは、不整脈の危険度と併せて、患者さんがどの程度困っているかによって決まります。動悸《どうき》や不安感などで日常生活に支障があるようなら、症状を抑える治療が行われます。

困っているなら遠慮せず、医師に相談してください。

動悸は不整脈の症状とは限らない

さまざまな病気で動悸が現れる

動悸《どうき》は不整脈の代表的な症状ですが、症状として動悸が起こる病気は、ほかにもたくさんあります。

たとえば、狭心症や心筋梗塞でも胸痛に伴って動悸が起こることがあり、そのほか心臓弁膜症や心筋症、先天性心疾患、心不全などの心臓病でもみられます。

心臓の病気以外でも、更年期障害、慢性閉塞性肺疾患（COPD）や肺炎、肺高血圧症などの呼吸器疾患、甲状腺機能亢進《こうしん》症、貧血、低血糖、感染症による発熱などでも、動悸が起こることはあります。不安神経症といった心因性の病気でもよくある訴えです。

また、脱水状態に陥ったり、薬の副作用などで頻脈が起きたりして、動悸を覚えることもあります。精神的に緊張したり、興奮したときに、動悸を覚えることもよくあり、「胸がドキドキする」と思うと、さらに動悸が強く感じられがちです。

心臓には異常のない「心臓神経症」

動悸を訴える人のなかには、いわゆる「心臓神経症」もみられます。「心臓」とついていますが、心臓に異常があるわけではありません。動悸や胸苦しさといった症状があるのですが、原因は心臓ではなく、精神的な要因によります。

したがって、動悸そのものに対する治療は基本的に必要ではないのですが、症状が気になって困るというときは薬物療法も行われます。一般に、β《ベータ》遮断薬（p84）という薬で拍動を少しゆっくりにします。

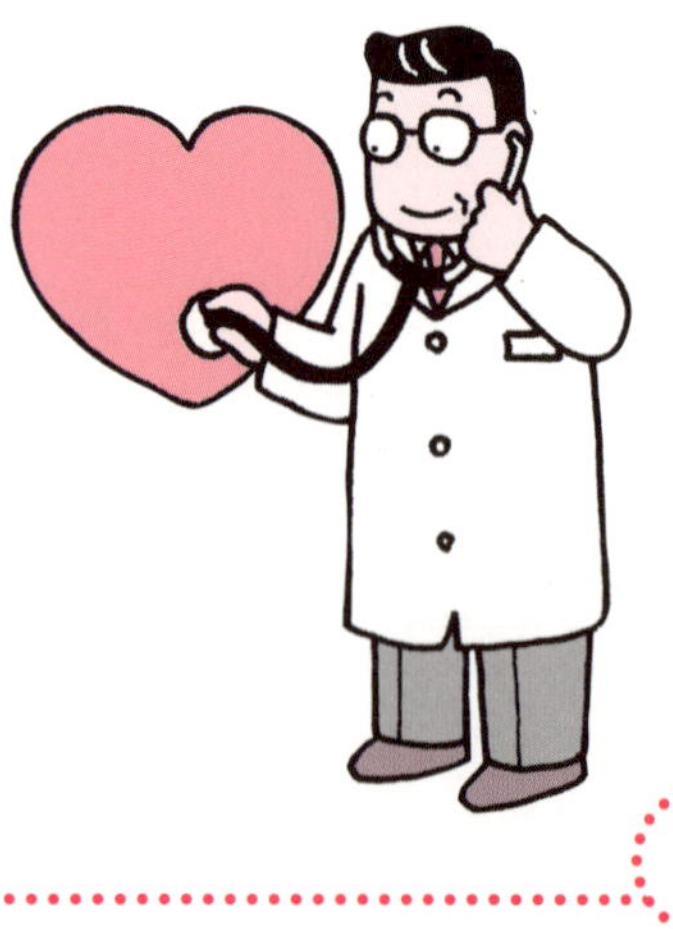

ただ、心臓神経症の場合は、検査や医師の説明で心臓に異常がないことがはっきりして、患者さん自身が「心配しなくても大丈夫だ」と納得できれば、それが最も根本的な治療になります。

第2章

不整脈を調べる検査

不整脈の診断には、実際に起きている不整脈を心電図検査でとらえることが欠かせません。そのためにさまざまな方法があり、目的に応じて行われます。検査は、目的やその結果からわかることを知って受けましょう。

不整脈の診断をするには

まずは問診・診察から始まる

問診では症状と現れ方、病歴を詳しく伝える

動悸《どうき》などの症状が気になって受診しても、診察のときにはたいてい不整脈はおさまっています。そこで医師は、まず、**問診で、症状やその現れ方について聞く**ことから始めます。

たとえば、「動悸」「息切れ」「めまい」などの不整脈でよくみられる症状があれば、それぞれについて詳しく質問していきます。具体的には「動悸がどんなふうに起こり、おさまるのか」「脈拍は規則正しいか、不規則か」「脈がとぶことがあるか」といったことを質問します。

「目の前が真っ暗になるようなめまい」と「失神」は、突然死につながる危険な不整脈の可能性を示す症状なので、特に慎重に話を聞きます。失神は不整脈のほかに脳神経系の病気など、さまざまな原因で現れます（p76）。鑑別のために、失神が起こったときの状況や意識が戻ったときの様子、息切れや胸痛など、ほかの症状を伴うかなど、できるだけ詳しく医師に伝えてください。

さらに、病歴や服用している薬が

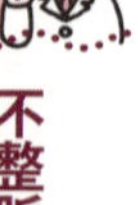

アドバイス

不整脈の症状を伝えるコツ

問診で症状を伝える際は、できるだけ詳しく話したほうが医師も判断しやすくなります。特に動悸については具体的に伝えることが大切です。

いつから、どんなふうに、どういう状態が続くのか、動悸に伴う別の症状があるか話してください。動悸の起こり方は「ドッキンドッキン」「ドドドドドッ」などのように、擬音を使って表現してもよいでしょう。

あれば、その種類も重要な情報です。

聴診、視診、触診で心臓や全身の状態をみる

聴診では胸や背中に聴診器を当てて、心音（心臓の拍動する音）や呼吸音を聴きます。心音の異常や雑音などは、不整脈の原因となる心臓の病気の発見に役立ちます。また、心臓弁の開閉音は、心臓弁膜症の有無や心不全の程度を知る手がかりになります。

視診では、患者さんの表情、顔のむくみ、顔や唇の色などをみます。甲状腺の病気との鑑別のため、眼球の突出、手指のふるえなどもチェックします。

触診では、脈拍をはじめ、手足の末梢動脈、脚のむくみ、甲状腺の腫《は》れなどがないかを調べます。

問診とこれらの所見から、必要とされる検査が決まります。

問診のポイント

- どのような症状が現れたか
- 「失神した」「目の前が真っ暗になった」などの経験があれば、忘れずに伝える
- 症状はどのような状況で現れたか
- 発作が起きた時間帯、持続時間、頻度
- これまでに心電図検査で危険な不整脈があると診断されたことはあるか
- 心臓に病気があるか
- これまでに心肺停止の状態から蘇生したことはあるか
- ほかの病気がないか
- 使用している薬はあるか
- 家族に突然死した人がいるか

などを、できるだけ具体的に話すように心がける。

ここが聞きたい

Q 聴診器を当てれば不整脈はだいたいわかる？

A 聴診器を使って心音を詳しく聴けば、不整脈の専門医なら、おおよその診断がつきます。たとえば、心音がとんだときは期外収縮が疑われますし、規則性がなく、心音がバラバラなら心房細動が考えられます。

ただ、聴診をしているときに不整脈の症状が出るとは限りませんし、診断を確定するには心電図検査を行うため、聴診はむしろ心臓の病気がないかを調べるためのものです。心臓弁膜症や肥大型心筋症、心不全などがあると心音に雑音が出るため、こうした病気の手がかりをつかむのが聴診の主な目的になっています。

診断に必要な心電図検査

起こっている不整脈を実際につかまえることが重要

不整脈の診断には心電図検査が欠かせない

心臓は洞結節《どうけっせつ》という部位から発せられる電気刺激によって拍動するしくみになっています（p12）。心電図検査では拍動時に心臓の中を伝わる微弱な電流を、体の表面に装着した電極で感知して記録します。

その記録は、左ページのように波形としてみることができ、その波の形や間隔などから電気刺激の伝わり方の異常がわかります。不整脈の診断には、**実際に起こっている不整脈を心電図でとらえる**ことが欠かせません。

さらに、心電図では心筋の状態をみることもでき、不整脈の原因となる心臓病の発見にも役立ちます。

外来でまず行われる安静時心電図検査

心電図検査には、目的によって大きく4つのタイプがあります。

外来で最初に行われるのは、**横になって心電図を記録する**「安静時心電図検査」です（左ページ）。

ただ、心電図検査では、検査中に

ここが聞きたい

Q 動悸が気になって受診しても、心電図検査のときに起こらないと、診断がつかない？

A 外来で心電図検査を受けたのに、そのときは不整脈が起こらず、心電図で記録できなかったというのはよくあることです。

症状があるなら、「ホルター心電図」や「イベント心電図」などの別の心電図検査が診断に役立ちます。普通に生活しながら受けられるので、医師に相談してみるとよいでしょう。

安静時心電図検査（標準12誘導）

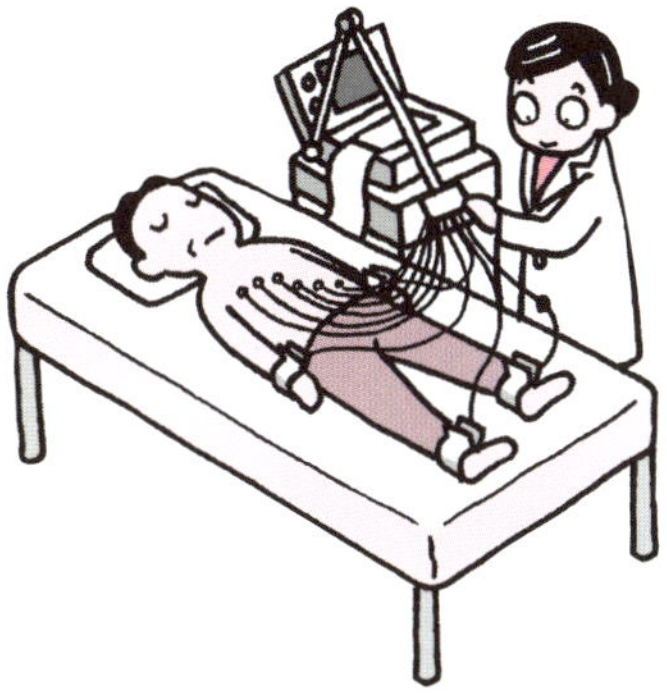

静かに横になった状態で心電図を記録する。基本となる「標準12誘導」では、電極を、両手両足に4つ、胸に6つの計10か所に貼り付け、12の波形を記録する（最近は、このうち8誘導を用いることもある）。いくつもの視点から心臓を見ているようなもので、それによって心臓を伝わる電気刺激の状態を立体的にとらえることができる。ただし、15～30秒ほどの心電図しか記録されないので、この間に不整脈が起こらなければとらえられない。

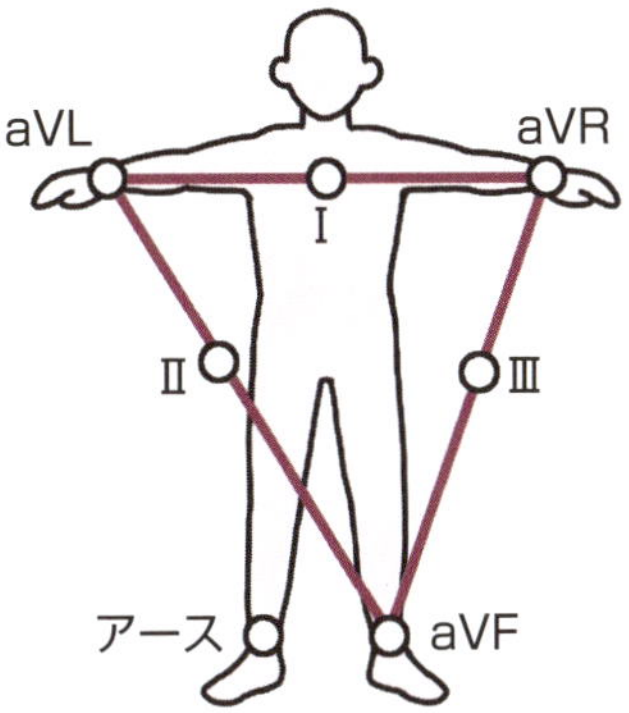

標準12誘導

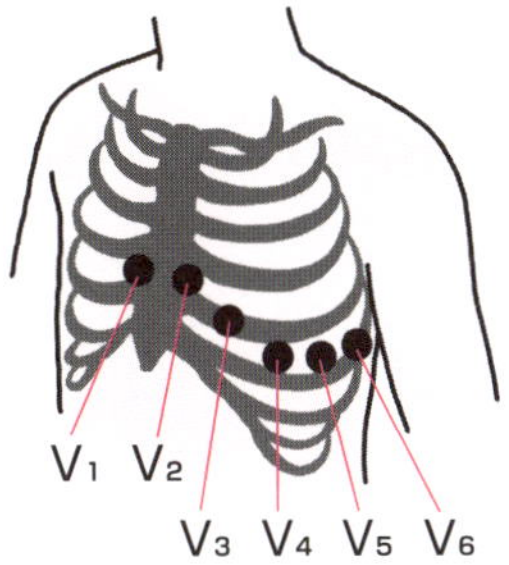

心電図の波形

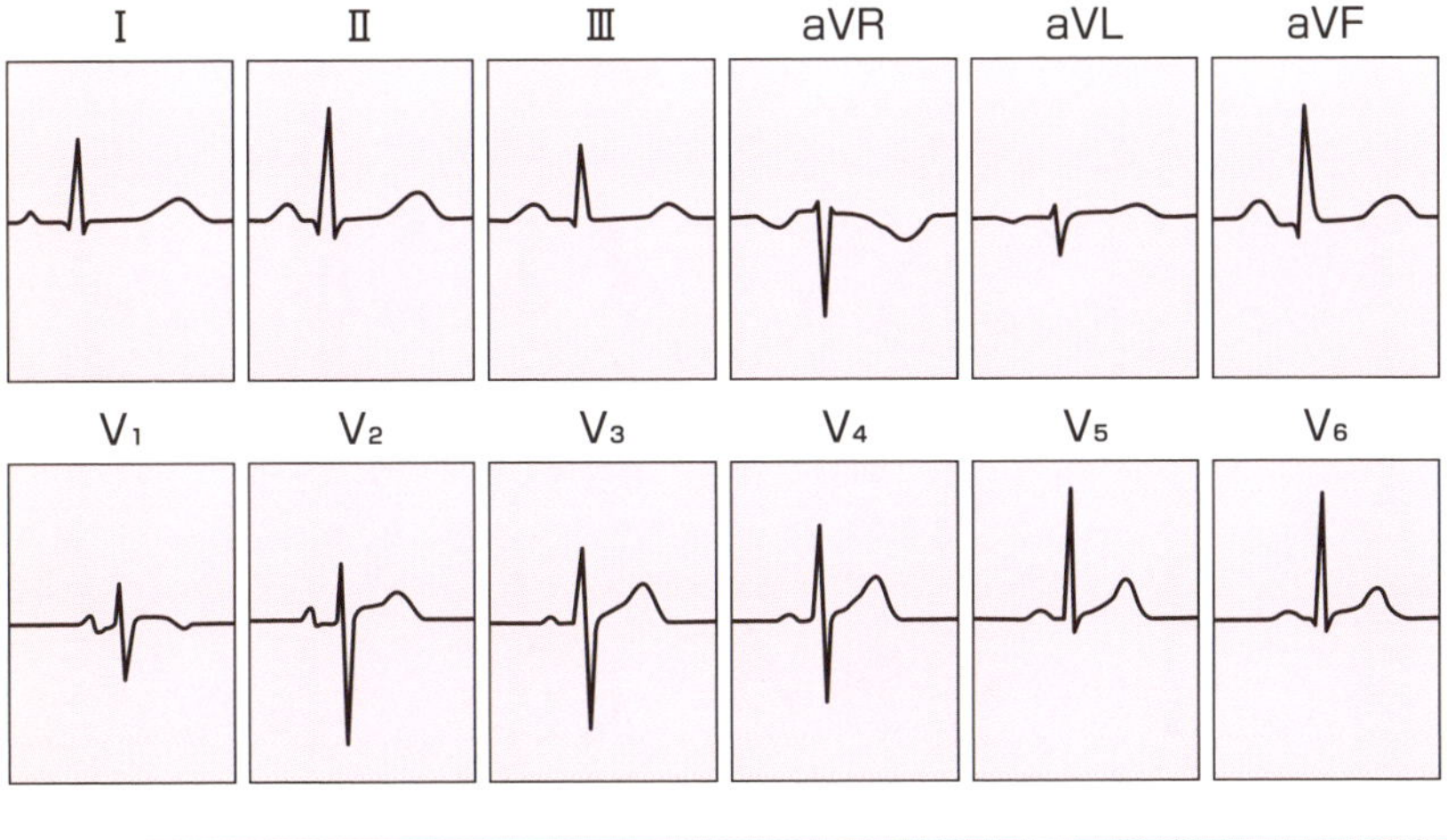

不整脈が現れなければ波形をとらえることができません。そのため、この検査だけでは診断ができないことがよくあります。その場合は、別の方式による心電図検査を行います。

24時間連続して記録する ホルター心電図

外来で受ける安静時心電図検査は検査時間が短く、そのときに不整脈が現れなければ記録することができないので、一過性や発作性の不整脈はタイミングを逃すと、とらえることは難しいものです。

こういうケースで活躍するのが、24時間連続して心電図を記録できる「ホルター心電図」です。左ページの図のように**携帯型の心電計を装着して、ふだんどおりの生活をしながら24時間の心電図をとる**というものです。こうして記録した心電図をコンピュータで解析し、不整脈が起こった部分を検出して、その部分を医師

不整脈のタイプと心電図

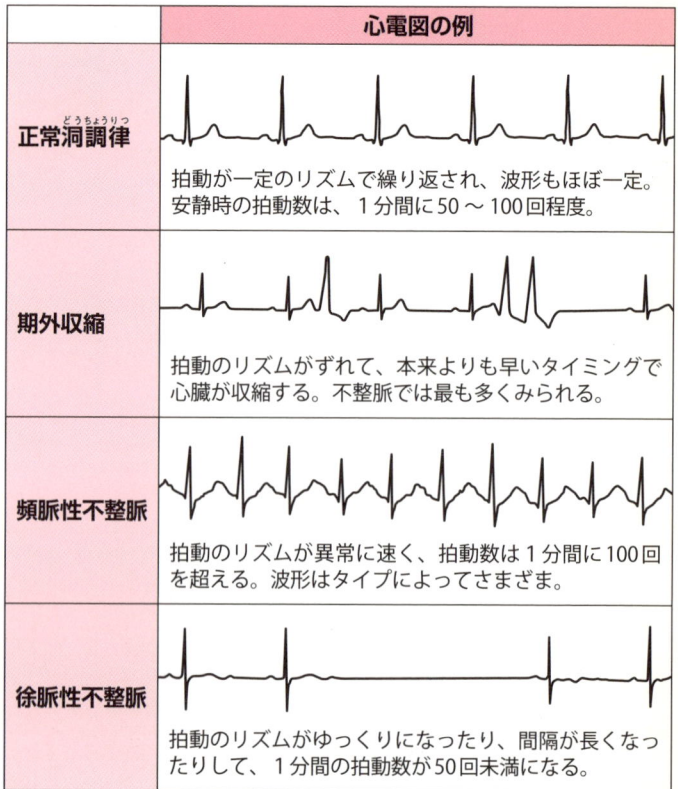

	心電図の例
正常洞調律《どうちょうりつ》	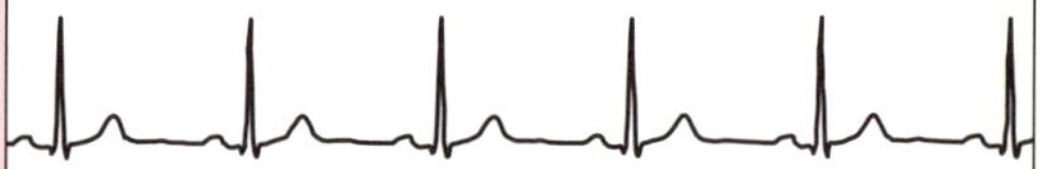 拍動が一定のリズムで繰り返され、波形もほぼ一定。安静時の拍動数は、1分間に50～100回程度。
期外収縮	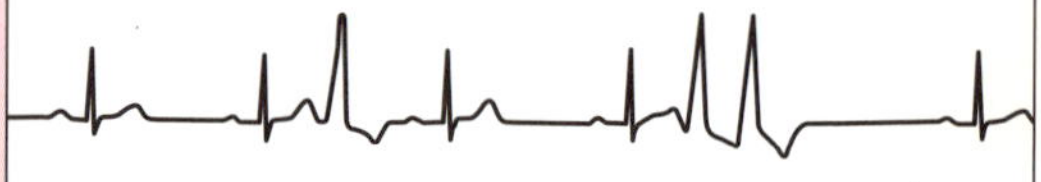 拍動のリズムがずれて、本来よりも早いタイミングで心臓が収縮する。不整脈では最も多くみられる。
頻脈性不整脈	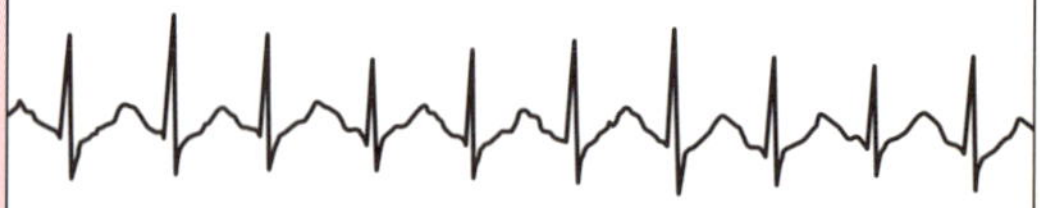 拍動のリズムが異常に速く、拍動数は1分間に100回を超える。波形はタイプによってさまざま。
徐脈性不整脈	 拍動のリズムがゆっくりになったり、間隔が長くなったりして、1分間の拍動数が50回未満になる。

ホルター心電図

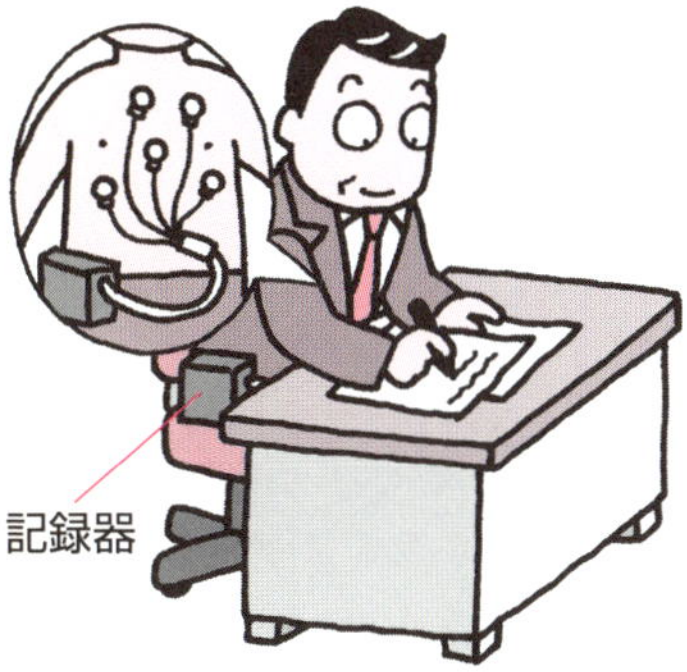

医療機関で心電計をつける

↓ 胸に5つの電極をつけ、携帯型の記録器を装着する。

ふだんどおりの生活をしながら、24時間連続して心電図を記録する

↓
・自覚症状があったときはボタンを押す
・24時間の行動がわかる記録をつけておく

翌日、医療機関で心電計をはずす

がチェックすることで不整脈の診断に用いられます。

24時間連続して記録することで、不整脈がどの時間帯に起こりやすいかや、どんな行動が発作を誘発するかなどの把握にも役立ちます。

発作を誘発してとらえる運動負荷心電図

走ったり、階段を上ったりするなど運動をすると、体は多くの血液が必要になります。そのため心拍数が増えるのですが、すると、心臓での電気刺激の異常が起こって、不整脈が現れる人がいます。

その場合、安静時心電図や、普通の生活をしながらの24時間心電図では、不整脈をとらえられません。そこで、検査室で運動をして**心臓に負**

アドバイス

ホルター心電図をつけている間は生活行動を詳しく記録

ホルター心電図は、24時間分の記録をすべて調べるのではなく、不整脈の発生時だけを抜き出します。そのとき何をしていたのかがわからないと、生活動作との因果関係を知ることができません。

そこで、ホルター心電図をつけている間は、何時頃、何をしていたか、患者さんに記録をつけてもらいます。また、自覚症状があったときにボタンを押すしくみになっていますが、この場合も何をしているとき、どんな症状があったのか、できるだけ詳しく記録しておくと診断に役立ちます。

運動負荷心電図

マスター2階段法

一定時間、2段の階段を上り下りして、その前後の心電図をとる。

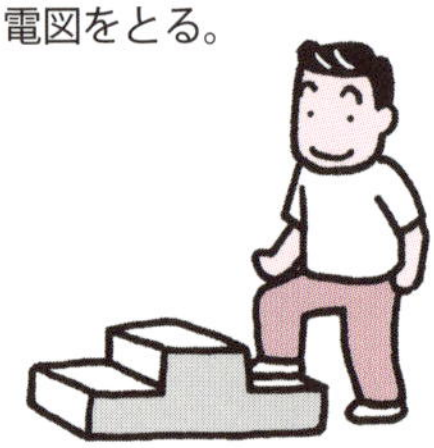

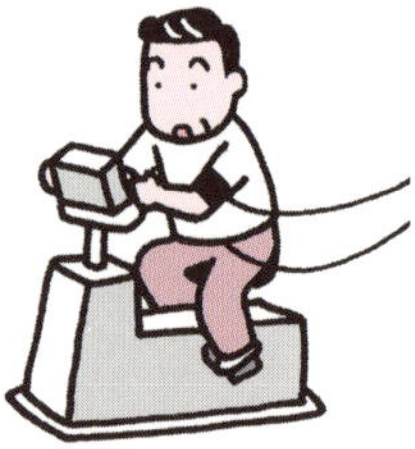

エルゴメーター法

固定自転車のペダルをこぎながら心電図をとる。

トレッドミル法

ベルトコンベアのような装置の上を歩く、または走りながら心電図をとる。

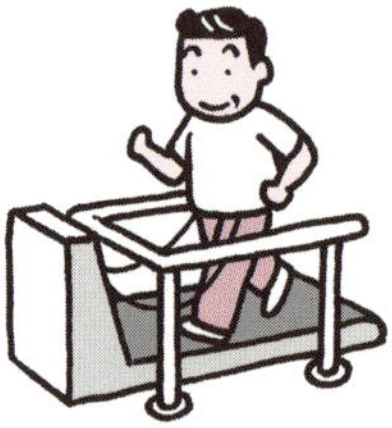

荷をかけ、不整脈を誘発して心電図を記録するのが「運動負荷心電図検査」です。労作性狭心症が疑われたり、運動時に不整脈の発作が起こる人などに行われます。負荷のかけ方によって、上図のような種類があります。

発作時の心電図をとるイベント心電計

たまにしか起こらない不整脈は、ホルター心電図検査でも発作をなかなかとらえることができません。この場合は、「イベント心電計」という**携帯用の小型心電計を使い、数日〜数週間にわたって心電図をとる**方法もあります。

イベント心電計には左ページの図のように、「ループ型イベント心電

もっと詳しく

原因不明の失神を調べる植込み型心電計

不整脈かどうか、原因がはっきりしない失神が起こっている場合は「植込み型心電計」が有効です。

植込み型心電計は、小さなスティック状の心電計を植込んで記録をとる器具です。手術で胸を2㎝ほど切開して皮下に植込みます。

この心電計は、心拍リズムに乱れがあると自動的に検知して心電図を記録するほか、動悸《どうき》などの症状があったときや失神後などに、携帯型専用リモコンを使って自分で記録することも可能です。これによって失神前・中・後の心電図が記録できるため、危険な失神の鑑別診断に役立ちます。

計」と「携帯型イベント心電計」の2種類があります。常に心電計を体に装着しておいたり、携帯したりして、症状が現れたときの心電図を記録できるようになっています。

検査期間の終了後、記録を医療機関に渡すと、それを解析したのち、医師が診断します。また、記録は電話やインターネットを使ってデータ送信することもできます。

イベント心電計の機器は、医療機関から貸し出されるほか、最近は一般家庭向けに市販されているものもあります。

家庭用イベント心電計

ループ型イベント心電計

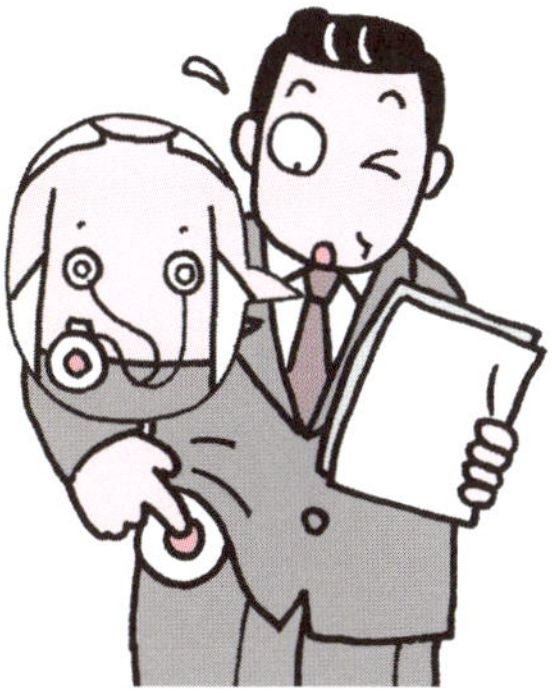

心電計を常に装着しておき、症状が起こったときにボタンを押す。すると、その時点からさかのぼって心電図が記録されるしくみになっている。

携帯型イベント心電計

心電計を常に携帯し、症状が現れたときに心電計を左胸下に押し当てるか、両手で握ることで記録するタイプがある。胸に直接当てるには、肌を露出して使用するため、外出することが多い人は両手で握るタイプが便利。

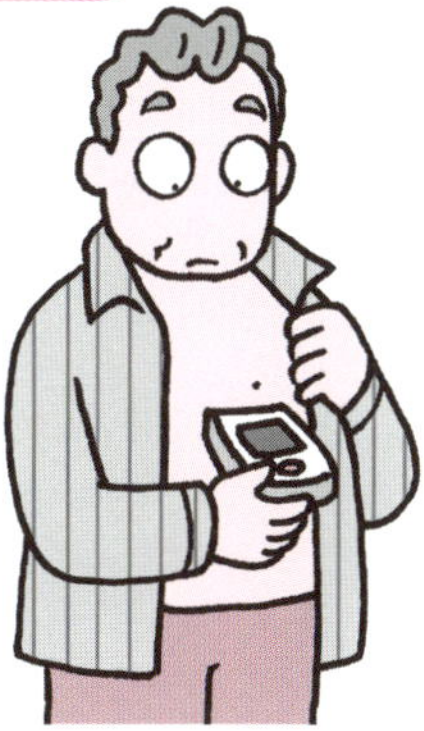

もっと詳しく

突然死のリスクを予知する LP、TWA

突然死のリスクを予知し、回避するための心電図検査の指標として、LPとTWAの2つが用いられています。

LP（遅延電位）は心室遅延電位ともいい、伝導系の異常を反映して現れます。これがあると、持続性心室頻拍や突然死のリスクが高いといえます。

TWA（T波交互脈）は心電図に、形の異なるT波が1拍ごとに交互に出現するものです。これがあると心室細動や突然死のリスクが高いと予測されます。

いずれもホルター心電図の記録から解析して、情報を得ることも可能です。これらにより危険が指摘された場合は、早急に対策をとる必要があります。

心電図からわかること

波形の異常から、心臓のどこで、何が起きているかをとらえる

心臓の電気刺激の伝わり方が波形で表される

心電図検査の結果は波形で示されていますが、では、この波形から一体何がわかるのでしょう。

心臓の拍動は、右心房の上部にある洞結節《どうけっせつ》で電気刺激が発せられることに始まります。その電気刺激が心臓内にめぐらされた刺激伝導系を伝わり、心房、心室の順番で収縮させることで拍動が起こっています。

心電図検査では、電気刺激の発生から心房・心室への伝導、心臓の収縮・拡張という拍動の過程を、心臓内を伝わる微弱電流を体の表面につけた電極で感知し、波形で示しています。

心電図の波形は左から右へ移動し、電極に電気刺激が近づくと上向きに、遠のくときは下向きに描かれます。基本的には、左図のようにP、Q、R、S、T、Uの波形の繰り返しで表されます。

これらの**波形のどこが、どう変化しているか**によって、**心臓のどこに、どんな異常が起こっているのか**を知ることができます。

ここが聞きたい

Q 健診結果に心電図所見があったが、指示がなければ放っておいてよい？

A 定期健診などの心電図検査で所見があると、不安になる人も多いでしょう。しかし、健康な人でも不整脈が出ることはよくあります。精密検査を勧められていないのであれば、特に心配はいりません。

ただ、健診結果にほかの問題が出てくれば、状況は違ってきます。検査を指示されたら、「前からあった所見だから」とあなどらず、必ず受けてください。

心電図の基本波形（第Ⅱ誘導）

●QRS波とは
心室の興奮が起こる過程を表す。電気刺激が心室全体に伝わるまでの刺激伝導系に異常があるかどうかがわかる。伝導が遅れると、この幅が延びる。

●T波とは
収縮した心室の電気的興奮が回復する様子を示す。心筋や心室に異常がないかを知らせる。ST部分と連動して変化が現れることが多く、異変がある場合は心筋の障害、虚血があることを示す。

●P波とは
心房の電気的興奮を示す。前半は右心房、後半は左心房の興奮が融合して波形として表される。P波の形は、洞結節からの電気刺激の発生や心房の異常を示す。

●ST部分とは
心筋や心室の状態を反映し、心筋の障害や虚血、心室肥大などがあると変化が現れる。

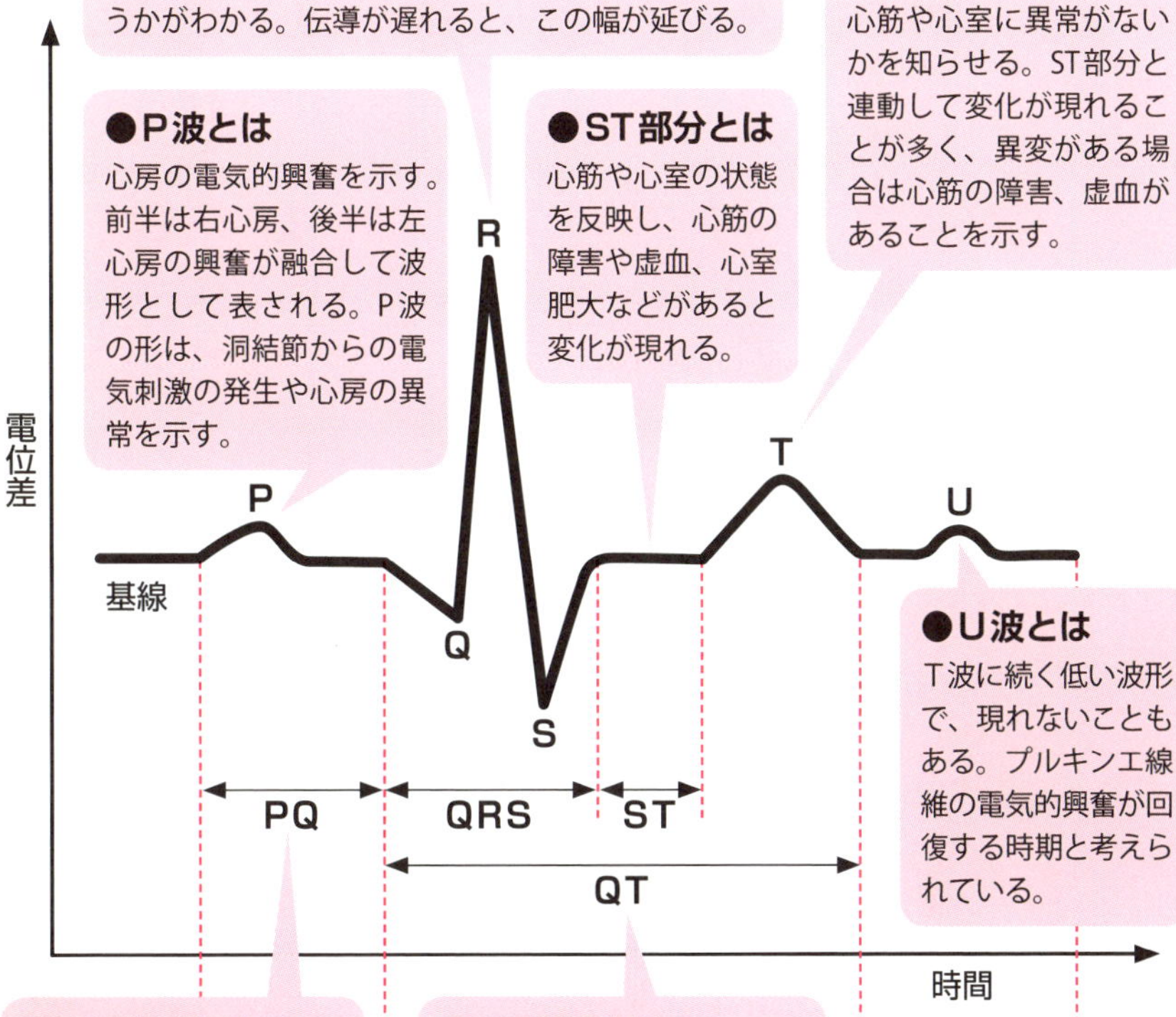

●U波とは
T波に続く低い波形で、現れないこともある。プルキンエ線維の電気的興奮が回復する時期と考えられている。

●PQ間隔とは
P波の始まりからQ波の始まりまでのこと。洞結節で発生した電気刺激が心室に到達するまでの時間を示す。これによって、刺激伝導系に異常がないかがわかる。

●QT間隔とは
Q波の始まりからT波の終わりまで。心室の興奮開始から回復までの時間を示す。頻脈では短縮し、徐脈では延長する。また、薬の副作用で延長することもある。

心臓の動き：心房が収縮する／心室が収縮する／心臓が拡張する

1回の拍動

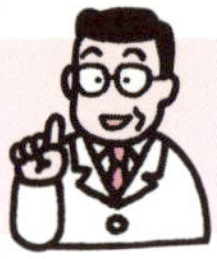

心電図所見――この言葉が意味していることは？

健康診断などの心電図所見を見て、見慣れない言葉にとまどったことのある人も多いのでは？　心電図所見に記されるのは、拍動のリズムが速くなったり遅くなったり乱れたりする「調律異常」、刺激伝導系に生じた「伝導異常」、心電図波形の各部の異常などです。精密検査の必要性は心電図以外の検査結果によっても異なります。

●調律異常

洞性徐脈	洞結節からの電気刺激が１分間に50回未満になり、脈が遅くなった状態。多くは、特に治療の必要はない。
洞性頻脈	洞結節からの電気刺激が１分間に100回以上に増加して、脈が速くなった状態。ほとんどは心配ない。
洞性不整脈	洞調律が乱れて、心臓の拍動のリズムが変動しているもの。主に呼吸に伴う変動で、特に治療の必要はない。
洞停止・洞房ブロック	洞結節からの電気刺激の発生が一時的に止まったり、心房に伝わらない。専門医を受診する必要がある。
上室期外収縮	心房や房室結節で早いタイミングで電気的興奮が発生し、早期収縮が起こる。健康な人にもよくみられる。
心室期外収縮	心室で早いタイミングで電気的興奮が発生し、早期収縮が起こる。多くは心配いらないが、心臓病があることも。
心房細動	心房全体から電気的興奮が１分間に400～500回もバラバラに発生し、脈が不規則になる。症状の有無にかかわらず、精密検査と治療が必須。
心房粗動	心房で１分間に300回程度の興奮が生じ、頻脈が起こるもの。心不全や脳梗塞の原因になる。精密検査が必要。
WPW症候群	生まれつき副伝導路（正常な刺激伝導系以外の伝導路）をもっているため、心室へ興奮が早く伝わり、発作的に頻脈になることがある。動《どう》悸《き》やめまいなどがあれば受診が必要。

●伝導異常

房室ブロック	心房から心室への電気刺激の伝わりが遅れたり、途絶えたりする。程度によって危険度が異なる。
右脚《うきゃく》ブロック	洞結節からの電気刺激を心室に伝える右脚が断裂したもの。右脚だけなら特に心配はいらない。
左脚《さきゃく》ブロック	左脚が断裂して、電気刺激が左心室へ伝わらない。多くは心臓病が関係しているため、精密検査が必要。

●QRS波の異常

低電位	心室の電気的興奮が体表に伝わりにくい状態。肥満やむくみのほか、肺や心臓の病気も原因になる。精密検査が必要。
右軸偏位、左軸偏位、不定軸	電気的興奮の伝わり方が偏っている。右軸偏位は右心系に、左軸偏位は左心系に負担がかかる。ほかの病気がなければ、特に心配はいらない。
左室肥大	左心室の筋肉が異常に厚くなった状態。肥大が進むと息切れのほか、狭心症、突然死につながる不整脈が起こる危険が高く、精密検査が必要。
右室肥大	右心室の筋肉が異常に厚くなった状態。心臓疾患や肺疾患の原因となる。精密検査が必要。

●ST-T波の異常

ST低下、陰性T波	狭心症による心筋虚血や、左室肥大などが疑われるため、精密検査が必要。
QT間隔延長	心室の電気的興奮からの回復が遅い。失神や突然死につながる心室頻拍を起こしやすいため、精密検査が必要。
ST上昇（早期再分極）	心室の一部分の電気的興奮がほかより早く回復する。ほかの所見や症状がなければ、心配する必要はない。

そのほかの検査

不整脈の原因となっている病気や合併症を調べる

基本は血圧測定、血液検査、胸部エックス線検査

不整脈の危険度を知るには、原因となっている病気を突き止める必要があるため、心電図とほかの検査を組み合わせて調べます。血圧測定、尿検査といった基本の検査に加え、主に以下の検査が行われます。

●血液検査

血液検査のうち、特に不整脈と関連があるのは**血清電解質濃度**です。血清電解質とは、血清中に含まれているナトリウム（Na）、カリウム（K）、カルシウム（Ca）などのことです。なかでも**血清カリウム**の数値は重要で、この濃度が低いとさまざまなタイプの不整脈が出ることがわかっています。

BNP（脳性ナトリウム利尿ペプチド）という心機能を反映する血液マーカーは、不整脈の原因となる心臓病の診断に役立ちます。

そのほか、冠動脈にダメージを与える危険因子を調べるには、**血糖値、ヘモグロビンA_{1c}、コレステロールなどの血中脂質**の検査も行います。

さらに、近年心臓病とCKD（慢性

もっと詳しく

BNP（脳性ナトリウム利尿ペプチド）

BNP（brain natriuretic peptide）とは、血液中にあるホルモンで、主に心室から分泌されています。心臓に負担がかかり、心機能が低下すると血中に増えてきます。

基準値は20pg／mℓ以下で、200以上になると心不全と診断されます。1000以上になると予後が非常に悪く、突然死を招く不整脈を起こしやすいといわれています。

腎臓病）との関連が注目され、腎機能の目安となるＧＦＲ（糸球体濾過《ろか》値）も調べることが増えています。

●胸部エックス線検査

いわゆるレントゲン検査です。細部はわかりませんが、心臓の輪郭から全体の大きさや形を知ることができ、「心肥大」「心拡大」などが見つかります。また、肺の様子から、心臓病に伴って起こる「肺水腫《しゅ》」などもわかります。

必要に応じて行われる精密検査

心臓に何らかの病気があると疑われるときは、さらに次のような精密検査が行われることもあります。

●心エコー

超音波を利用して心臓を画像化するものです。

心エコー図では、心臓内部の心房や心室、心筋の壁、弁の形状をみることができます。また、拍動する様子もわかるため、動きの異常を発見するのにも役立ちます。

ドップラー法は、心エコー図と組み合わせて行われる検査です。心臓内の血流の方向や速度がわかり、心臓弁の異常発見に有用です。

そのほか、特殊な超音波検査法も

胸部エックス線検査

正常例

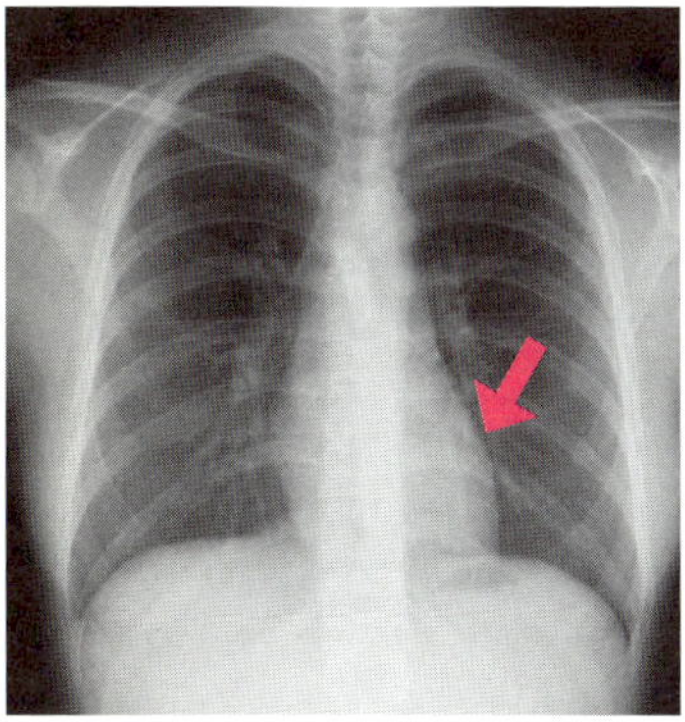

心拡大例

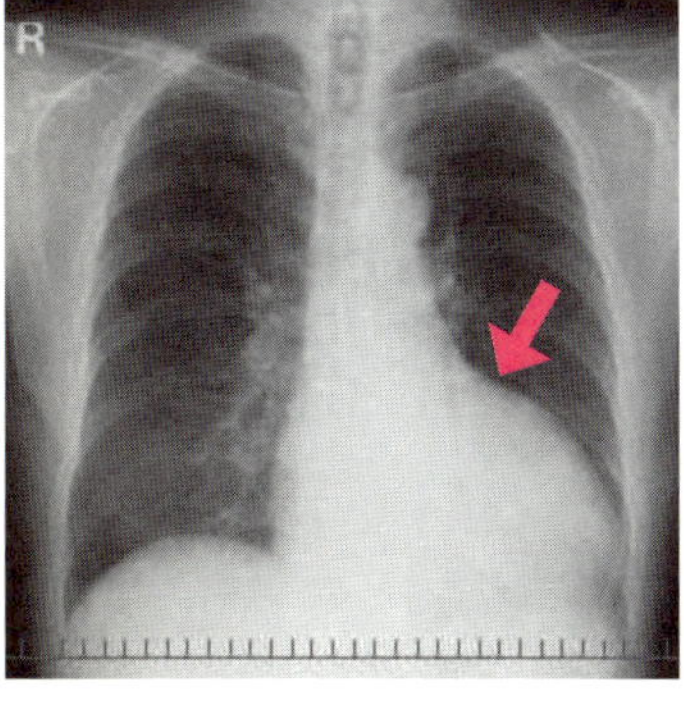

胸部エックス線検査で心臓の陰影（矢印）が大きくなっている「心拡大」が認められれば、高血圧性心疾患、拡張型心筋症、僧帽弁《そうぼうべん》閉鎖不全などが疑われ、さらに詳しい検査が行われる。

あります。**経食道エコー検査**は、心臓の弁を詳細に調べるために行われます。口から食道に超音波の発信機がついた内視鏡を挿入して調べます。**ドブタミン負荷心エコー検査**は、心臓を運動時のような状態にする薬を用いて行う検査で、狭心症の診断に用いられます。

●CT検査

体の周囲からエックス線を照射し、その情報をコンピュータで処理して断層画像にしたものです。心臓は常に拍動して画像が乱れやすいので、拍動のタイミングに合わせて撮影します。主に冠動脈の動脈硬化による病変を調べるために行われます。

●MRI検査

磁気を利用して体内の断層画像を撮影する検査です。狭心症、心筋梗塞の診断のほか、心筋の異常を発見するために行われます。左心室の機能や、心筋の血流状態を確認するのにも有用です。

●シンチグラフィー

心筋に取り込まれやすい性質をもつ、「アイソトープ」という放射性の薬剤を用いて行う検査です。静脈から薬剤を注射し、その後、特殊なカメラでアイソトープが発する放射線を撮影し、画像化します。

心臓の血流を調べる**心プールシンチグラフィー**は左心室の機能の検査に、心筋を調べる**心筋シンチグラフィー**は狭心症や心筋梗塞の診断に役立ちます。

●心臓カテーテル検査

カテーテルという細い管を脚の付け根などから挿入して、心臓や冠動

もっと詳しく

ＣＫＤ（慢性腎臓病）

ＣＫＤ（chronic kidney disease）とは、ひとつの病気を指す言葉ではなく、さまざまな腎障害により、慢性的に腎機能が低下している状態をいいます。放置すると、最終的には腎不全に至ります。それだけでなく、ＣＫＤの人は、心筋梗塞や脳血管障害などのリスクが非常に高いことがわかっており、不整脈の原因となる心臓病にも関連しています。

診断基準では、①尿検査、血液検査、腎臓の画像検査などで腎障害が認められる、②腎機能を示すＧＦＲ（糸球体濾過値）の数値が60未満、あるいは①と②両方が3か月以上継続する場合に、ＣＫＤとされます。

脈などに送り込み、内部の状態を調べる検査です。狭心症や心筋梗塞の確定診断には、カテーテルから造影剤を注入して行う**冠動脈造影検査**が重要です。

不整脈については、原因となっている箇所を見つけるために、**電気生理学的検査**が行われます。心筋を伝わる電気刺激を調べたり、カテーテルの先端から電気刺激を与えて不整脈を誘発したりして、異常が生じている箇所を突き止めます。この検査は通常、「カテーテルアブレーション」(p100)という治療を前提として行われ、検査から引き続いて治療が行われます。

心臓カテーテル検査

カテーテルの通り道

図は脚の付け根の血管から心臓まで挿入する場合。腕や手首の血管、あるいは鎖骨下の血管から挿入する場合もある。

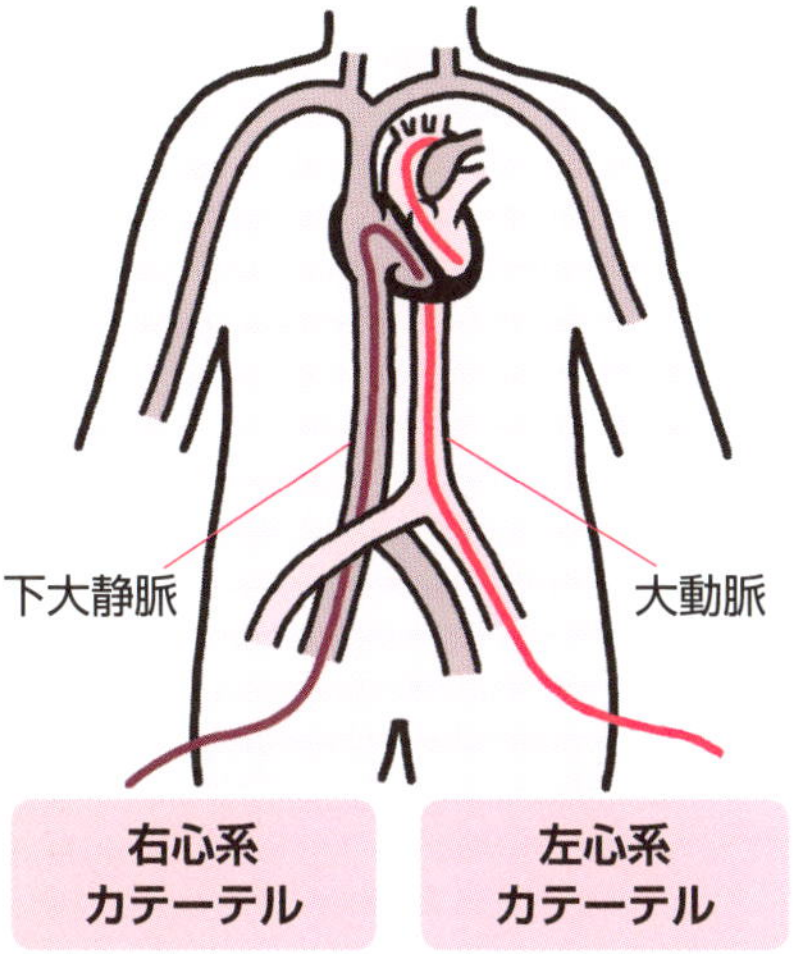

カテーテルは直径1～2mmほどの太さ。右心房、右心室を調べる右心系カテーテルは、静脈から挿入する。肺動脈を調べる場合も右心系カテーテルを用いる。左心系カテーテルは、動脈を通って心臓内へ至り、左心房、左心室を調べる。

ここが聞きたい

Q 不整脈の原因を調べる検査は、どこで受けられる?

A 血液検査やエックス線検査などは一般の内科でもたいてい受けられますが、心エコーは循環器内科を受診する必要があります。不整脈の原因をさらに詳しく調べるには、さまざまな検査設備が必要になります。特に、心臓カテーテル検査は専門医のいる医療機関でなければ受けられません。

詳しい検査が必要な場合、まずはかかりつけの医師を受診して紹介状を用意してもらい、検査設備のある医療機関を紹介してもらうのが確実でしょう。

不整脈で受診するときは

健康診断の心電図検査で検査が必要といわれたら

健康診断を受けたところ、心電図検査で再検査や精密検査が必要といわれた場合は、たとえ自覚症状がなくても必ず検査を受けることが大切です。不整脈のなかには命にかかわるものもあります。不整脈の場合、症状の強さと危険度は必ずしも一致しません。また、検査を受けて心配のないものと確かめられれば安心できます。

どこを受診すればよいか迷ったら、かかりつけの内科医がいる場合はまずそこで相談しましょう。必要な検査などに応じて、適切な医療機関を紹介してくれるはずです。

かかりつけの医師がいない場合は、できるだけ不整脈の専門医がいる医療機関を選びます。目安としては「循環器内科」あるいは「循環器科」を標榜《ひょうぼう》しているところです。

最近では、インターネットなどで情報を調べることができます。循環器病の専門医と所属医療機関は、「日本循環器学会」のホームページでも検索できます。不整脈の専門医かどうかは、「日本不整脈学会」や各医療機関のホームページなどでも調べられます。

受診の際は、健康診断の結果などを持参すると診断に役立ちます。

気になる症状があるときは

動悸《どうき》や息切れなど、すでに何らかの気になる症状があって受診するときも、基本的には最初にかかりつけの医師に相談してみましょう。不整脈であれば、循環器内科の医師がいる医療機関を紹介してもらいましょう。

受診するときは、問診の際になるべく詳しく説明ができるように準備しておくとよいでしょう。

どんな症状が、いつから、どんなときに起こるのかといったことや、高血圧や糖尿病などの持病があるかなどです。また、服用している薬がある場合は、「お薬手帳」を持参するなどして正確に伝えてください。

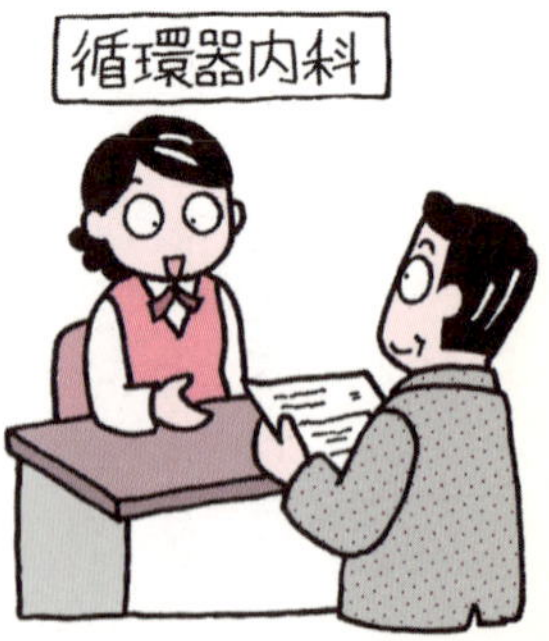

第3章

あなたの不整脈はどのタイプ？

ひと口に「不整脈」といっても、どのような不整脈かによって、治療の必要性も治療法も違います。自分の不整脈の種類がわかったら、その危険度や治療法を知って、必要な対処をしっかりしていきましょう。

心配のない不整脈、危険な不整脈とは

不整脈の危険度は、タイプと持病の有無で違ってくる

不整脈のタイプによって危険度が違う

不整脈が見つかった場合でも、すべてのケースで治療が必要なわけではありません。不整脈の治療の目的は、命にかかわる危険な状態を防ぐことと、不整脈の症状による苦痛や生活の支障を取り除くこと。つまり、命にかかわる危険なものでなく、症状で困っていなければ、放っておいてもよいのです。

治療が必要かどうかを決める最大のポイントは、その不整脈により命にかかわる危険があるかどうかです。左ページ上の図のように、不整脈には、不整脈そのものが引き起こす突然死をはじめ、脳梗塞、心不全、失神などのリスクがあります。これらを起こす不整脈は放っておくわけにいきません。

たとえば、**突然死の危険が高い**ものには、「心室細動」「心室頻拍」などがありますし、**脳梗塞を招く**不整脈には、「心房細動」「心房粗動」などがあります。一方、「期外収縮」「右《う》脚《きゃく》ブロック」「洞性徐脈」などの不整脈は、まず、そのようなリスクがありませ

知っておきたい

不整脈の名前

不整脈の名前のつけ方には、基本的な決まりごとがあります。それが「発生部位＋現象」というルール。

たとえば「心室細動」とは、「心室」に「細動（細かくけいれんすること）」が起こっていることからついた名称です。一見、難しい不整脈の名前も基本ルールに当てはめてみるとわかりやすくなります。

不整脈で怖いのは

突然死
不整脈によって血液が送り出せなくなり、心停止状態を招く。そのままでは短時間で死に至る。

脳梗塞
不整脈により心臓内でできた血栓が脳血管へ流れていき、梗塞を起こす（心原性脳塞栓症）。

心不全
不整脈が心臓の負担になって、全身に血液を送り出す心臓の働きが低下していく。

失神
直接命にはかかわらないが、転倒時にけがや危険な事故を招きかねない。

ん。ひと口に不整脈といっても、タイプによって危険度は全く異なります。

どんな人に起きたかによっても危険度が違ってくる

不整脈の危険度には、タイプと併せて、考慮しなければならない点があります。同じタイプの不整脈であっても、患者さんの持病の有無、その背景などによって、危険度が違ってくるのです。特に、心筋梗塞や狭心症、心筋症、弁膜症といった心臓疾患がある人は、より危険度が高くなります。

不整脈の治療の必要性は、どういうタイプの不整脈が、どういう持病のある人に起きているか、を考え合わせて検討することになります。

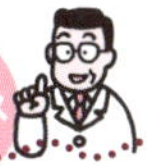

アドバイス

放っておいてはいけない危険なサイン

不整脈の症状のなかでも、特に注意すべきサインがあります。

頻脈・徐脈に関係なく、心臓から十分な量の血液が送り出せなくなり、安定した血液循環が保てなくなったら、非常に危険です。この状態に陥ると、「冷や汗」「手足が冷たい」「血圧低下」「呼吸困難」「失神」「意識障害」などの症状が現れます。この場合は大至急治療が必要です。

不整脈の治療の緊急度は、この血液循環の状態が安定しているかどうかによって決まります。

タイミングがずれる「期外収縮」

不整脈で最も多く、脈がとんだように感じる

健康な人にもみられる心配のいらないものが多い

「期外収縮」とは、心臓の拍動が一定のリズムからはずれて収縮が起こるものです。不整脈のなかでも最も多く、健康な人にもよくみられます。

自覚症状としては、心臓が一瞬ドキンとしたように感じたり、脈がとんだように感じたりすることがあります。しかし、全く気がついていない人も少なくありません。そのため、健康診断などで指摘されると、かえって不安になる人も多いようです。ただ、ほとんどは治療の必要がなく、心配のいらないものです。

異常な電気的興奮が発生し、早い収縮を起こす

正常な拍動では、洞結節《どうけっせつ》で発生した電気刺激が、刺激伝導系によって心房から房室結節を経て、心室に伝わることで収縮が起こります。

ところが、刺激伝導系から電気刺激が伝わるより早く、本来、電気刺激を発生させないはずの部位で電気的興奮が発生し、伝わってしまうため、早く収縮が起こるのです。

知っておきたい

期外収縮は頻脈性の不整脈といわれることもある

頻脈性の不整脈とは、拍動が通常よりも速くなるタイプのことです。期外収縮でも洞調律《どうちょうりつ》より早いタイミングで収縮が起こったり、また、左ページの図のように連発や二段脈によって脈拍が一定のリズムで速くなったりすることがあります。そのため、頻脈性の不整脈に含められることがあります。

期外収縮が起こるしくみ

異常自動能

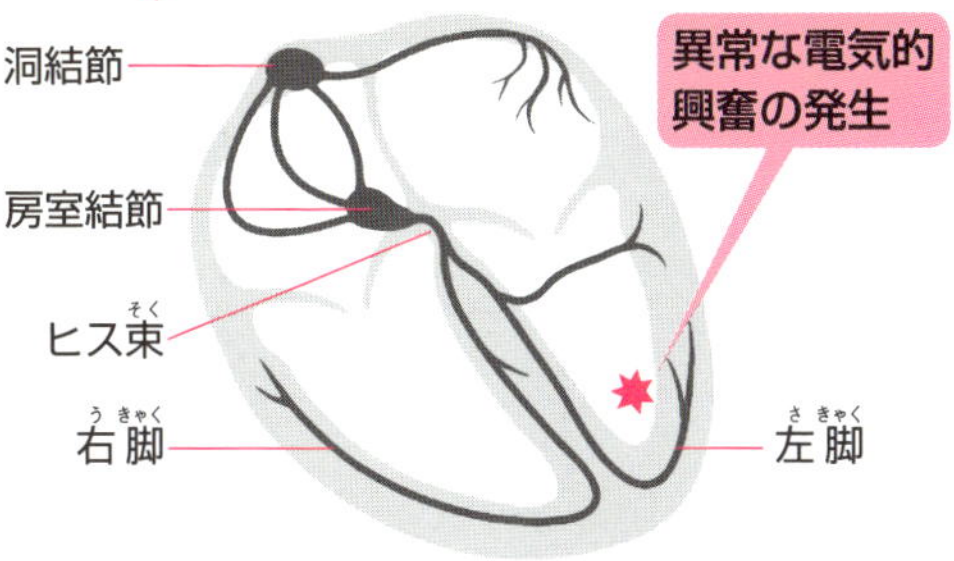

正常な心臓では、拍動を起こす電気刺激は、「自動能」をもつ洞結節や房室結節、プルキンエ線維などの心筋細胞から発生する。これ以外の部位から発生するものを「異常自動能」という。期外収縮は、この異常発生した電気的興奮によって心臓が収縮するために起こる。

期外収縮が起こったときの脈の感じ方

洞調律
(正常のリズム)

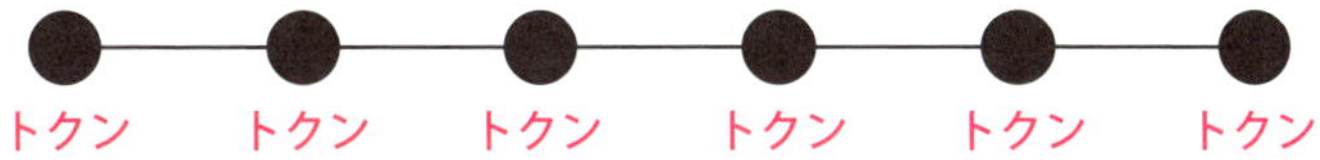
トクン　トクン　トクン　トクン　トクン　トクン

1心拍ずつの間隔は等間隔で、規則正しく拍動している。

期外収縮

単発

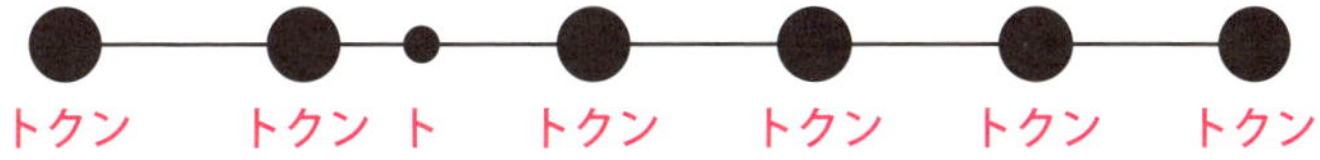
トクン　トクン　ト　トクン　トクン　トクン　トクン

1心拍分だけ早いタイミングで拍動が起こり、洞調律に戻る。期外収縮が起こったあと、脈が1心拍分とぶこともある。

連発

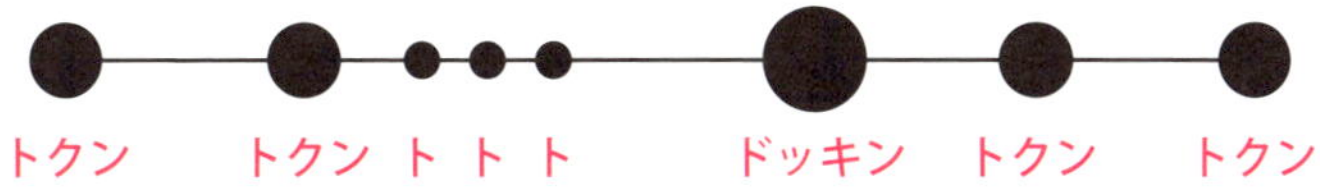
トクン　トクン　ト　ト　ト　ドッキン　トクン　トクン

期外収縮が連続して起こり、洞調律に戻る。本来の拍動リズムに戻るとき、通常より送り出される血流量が増え、ドッキンと強く感じる。

二段脈

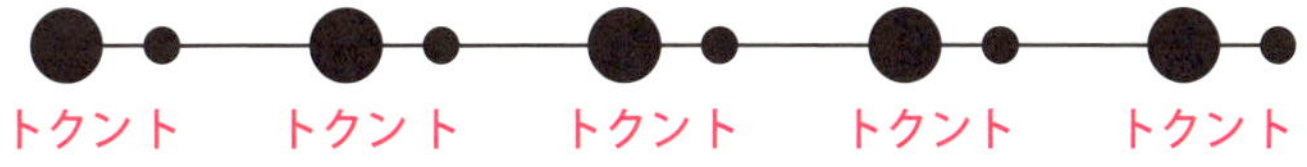

洞調律の合間合間に期外収縮が起こること。このリズムで定着すると、洞調律に戻りにくくなる。

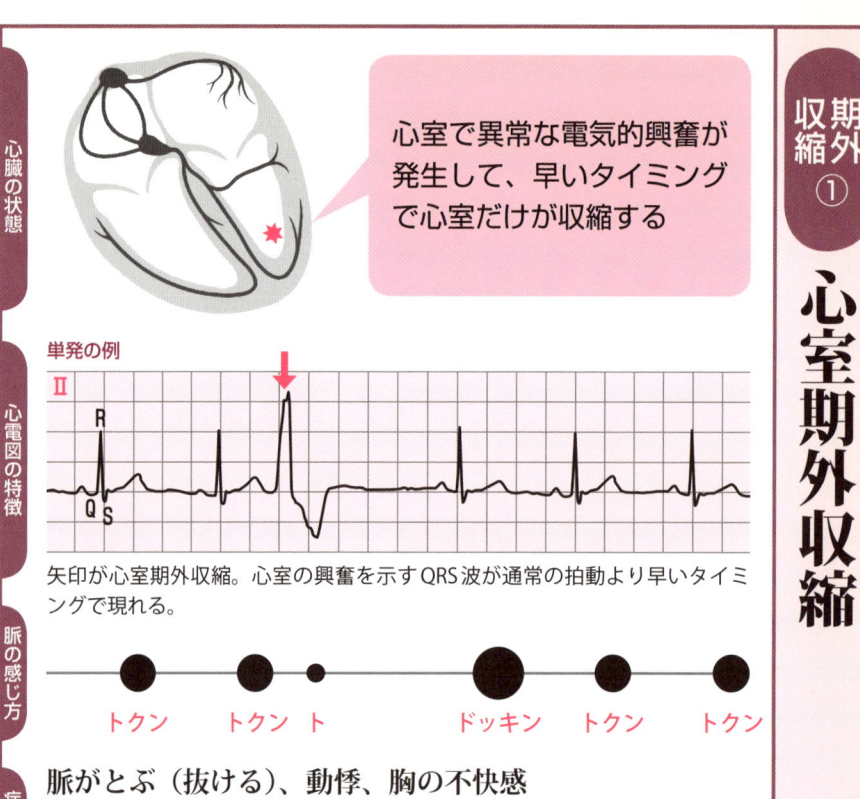

期外収縮①

心室期外収縮

心臓の状態

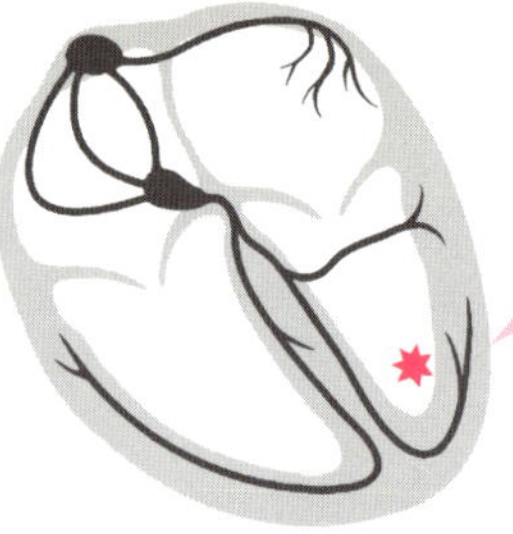

心室で異常な電気的興奮が発生して、早いタイミングで心室だけが収縮する

心電図の特徴

単発の例

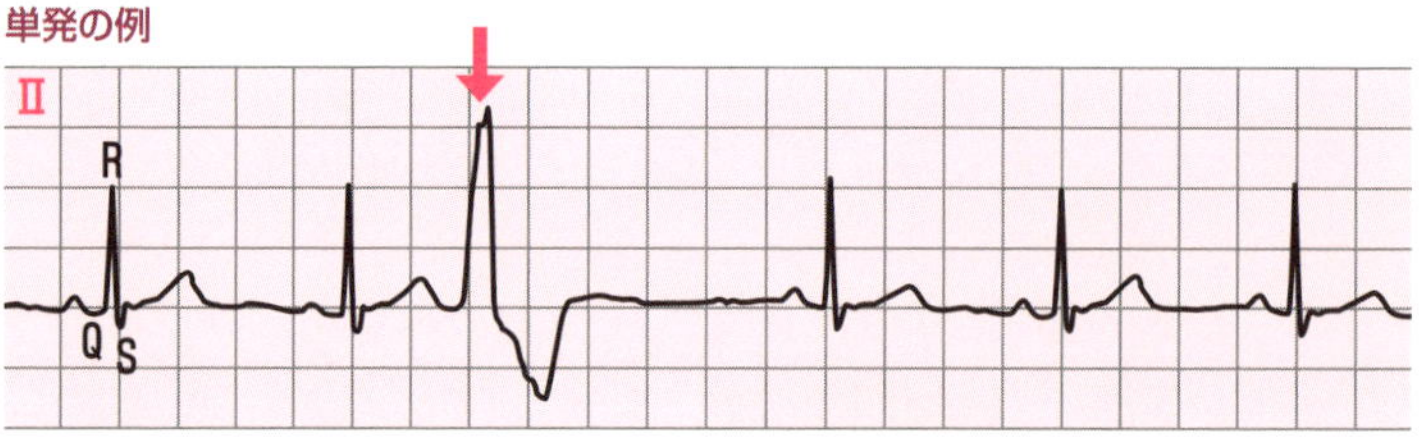

矢印が心室期外収縮。心室の興奮を示すQRS波が通常の拍動より早いタイミングで現れる。

脈の感じ方

症状

脈がとぶ（抜ける）、動悸、胸の不快感

あるいは、無症状

よくみられる不整脈でほとんどは心配いらない

心室期外収縮とは、心室の「異常自動能」によって起こる期外収縮です。心室で異常な電気的興奮が発生することにより、本来より早いタイミングで、心室にだけ収縮が起こります。

症状は、全くない人もいれば、動《どう》悸《き》や不快感を強く訴える人もいます。心室期外収縮では、治療が必要な重大なケースは少なく、ほとんどは心配いりません。

ただ、注意したいのは自覚症状だけでその区別がつかないことです。危険ですぐにでも治療が必要なケースでも、症状が強く出るとは限らないのです。この点は要注意です。

二段脈

通常の拍動の1心拍のあとに続き、期外収縮がひとつずつ起こると、これが規則性をもちます。これを「二段脈」といいます。期外収縮があるにもかかわらず、規則正しいゆえに洞調律《どうちょうりつ》に戻りにくく、持続する傾向があります。

代表的な自覚症状は、「脈がとぶ」や「動悸」、あるいは「脈が触れない」というものです。心室期外収縮が起こると、心室に十分な血液がたまる前に収縮するため、いわゆる〝空打ち〟になります。このとき、脈が触れないと感じます。また、期外収縮が起こったあとの次の拍動は通常より多い血液が心室にたまっているため、心臓から送り出されるとき、強く「ドッキン」と感じ、これが動悸や脈がとんだような違和感を覚えるのです。

心臓病のある人や連発する場合は要注意

ほとんどの心室期外収縮は心配ないものですが、なかには治療が欠かせない例もあります。特に、**心不全や心筋梗塞**などの心臓病がある人は、慎重に対応すべきです。

そのほか、**心電図上で波形の異なる期外収縮が出たり、期外収縮が連発する、T波の真上で起こる**という場合は、心室頻拍や心室細動につながることがあるため、危険性があるものと考えられます。

こんな心室期外収縮は要注意

心臓病のある人

心不全、心筋梗塞がある人は、心室細動を起こしやすい。

異なった波形の期外収縮が出ている

「多形性心室期外収縮」ともいう。形の異なる波形が複数出るのは、電気的興奮が発生する異常部位が複数あることを示す。

期外収縮が連発している

期外収縮の連発は心室頻拍や心室細動を招くことがある。また、心筋に重度の異常部位があるとT波に重なって期外収縮が起こり、それによって心室頻拍や心室細動を起こす危険がある。

めまいや失神を伴う

期外収縮の連発などによって心臓からの拍出量が減って、脳が一時的に血流不足になっている。

上室期外収縮

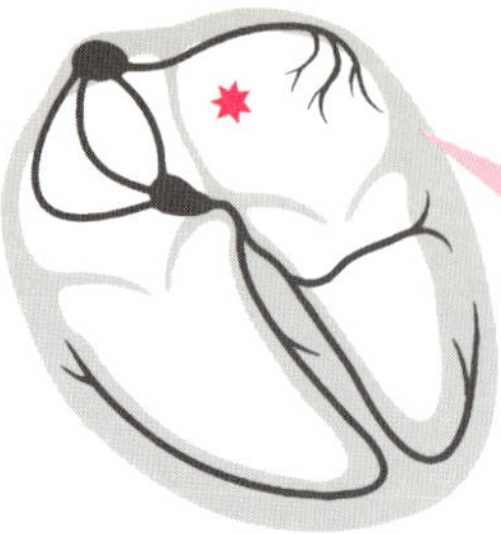

心房（あるいは房室結節）で異常な電気的興奮が発生して、早いタイミングで収縮が起こる

心房期外収縮・単発の例

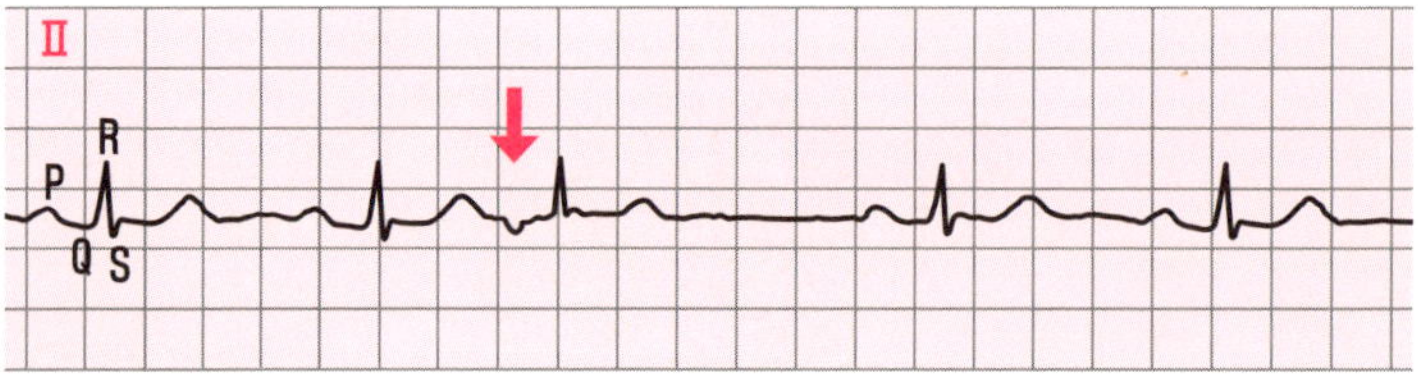

通常の拍動より早いタイミングで心房の興奮を示すＰ波が通常と違う形で現れ（矢印）、心室の興奮を示すQRS波が続く。

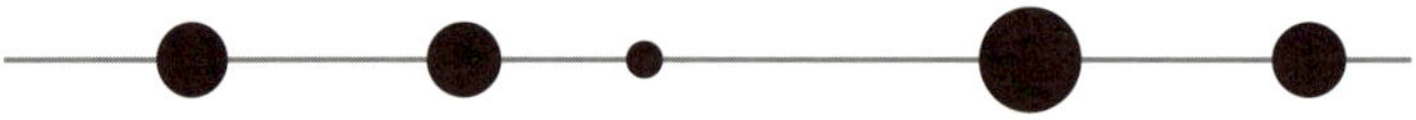

無症状のことが多い

脈がとぶ（抜ける）、動悸

多くは自律神経のバランスの乱れから起こる

「上室期外収縮」は、心房や房室結節から異常な電気的興奮が発生することが原因となります。これによって、通常より早いタイミングで心房の収縮が起こるのです。

この電気的興奮が心房を経て心室にも伝わると本来なら心室も収縮するのですが、房室結節やヒス束《そく》が電気刺激に反応しない「不応期」だと、興奮が伝わらず心室は収縮しません。

原因は、**ストレスや睡眠不足などによる自律神経のバランスの乱れ**によるものが多く、ほとんどが治療の必要はありません。ただし、僧帽弁《そうぼうべん》狭窄《きょうさく》症や僧帽弁閉鎖不全症などがある人にみられることがあります。

ここが聞きたいQ&A

期外収縮のリスクとは？

Q 治療は必要ないといわれても心配です

A 期外収縮のほとんどは治療しなくても大丈夫なのですが、それでも心配だという人も少なくありません。不安があれば、1年に1回程度の頻度で、心電図検査を含めた健康チェックを定期的に受けるとよいでしょう。

期外収縮と診断された当初は何も異常がなくても、その後、病気が見つかって危険度が増したときにも早く対処できます。

Q 期外収縮で薬を使うのはどんなとき？

A 心機能が低下していて期外収縮が心臓に負担をかけている場合や、より危険なほかの不整脈が起こるきっかけになっている場合は治療が必要です。また、動悸などの症状によって日常生活に支障をきたしているときも治療します。

薬物療法では主に「β《ベータ》遮断薬」「ナトリウムチャネル遮断薬」などの「抗不整脈薬」が用いられます。ただし、抗不整脈薬は副作用でかえって不整脈を招くこともあるため、必要性は慎重に検討します。不安が強いことが症状を悪化させているような場合は、抗不安薬などを用いることもあります。

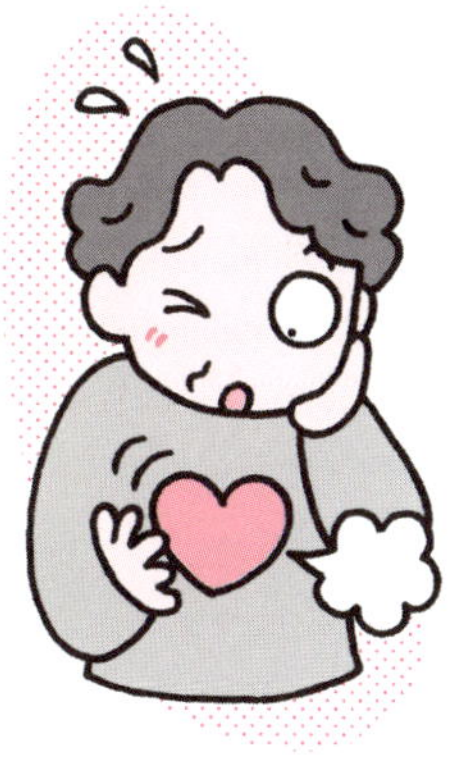

症状が非常に強くて薬物療法で改善しないときや、危険な不整脈を引き起こしているようなときは、「カテーテルアブレーション（p100）」が行われることもあります。

Q 危険な不整脈を起こすかどうかはどうやって見分ける？

A 心電図の波形によって、ある程度判断できます。期外収縮が起こった回数よりも、連発する、形が異なる波形が出る、危険な不整脈のきっかけになりやすいタイミングで出るなどのほうが要注意です。

また、心臓の病気があって、心筋や弁、冠動脈などの機能が低下したことによる症状として、期外収縮が起こることがあります。こういう人は、より危険なタイプの不整脈が起こる危険性も高いといえます。

脈が速くなる「頻脈性不整脈」

放っておいてよいものから、突然死につながるものまである

心拍数が1分間に100回を超えて速くなる

健康な成人の心拍数は1分間に50〜100回ほどで、この範囲内の正常なリズムの脈が「正常洞調律《どうちょうりつ》」です。

1分間の心拍数が100回を超えて脈が速くなるものを「頻脈性不整脈」といいます。拍動の状態によって「**頻拍**」「**粗動**」「**細動**」があり、心房・心室のどこで起きているかなどで分けられます。直接突然死につながるものから、合併症を招くもの、そのような不整脈に移行することがあるもの、放っておいてもよいものまで、さまざまなタイプがあり、それに応じた対応が必要になります。

異常な電気的興奮が発生したりグルグル回り続ける

頻脈性不整脈は、異常な電気的興奮が拍動を起こす「**異常自動能**」、電気的興奮が心臓内を回り続ける「**リエントリー**」などが原因で起こります。どんな原因で起きている不整脈かによっても、予測される危険や、効果の期待できる治療法が違ってきます。

知っておきたい

「不応期」がないと、心臓のポンプが働かない

心筋は電気刺激が伝わって1回収縮すると、その直後に電気刺激が伝わっても反応せず、収縮しない時期があります。これが「不応期」です。

収縮した直後にまたすぐに収縮すると、心臓には十分な血液がたまっておらず、空打ちになります。これでは心臓のポンプの役割が果たせません。そうならないようにするため、不応期があるのです。

頻脈性不整脈が起こる主なしくみ

異常自動能

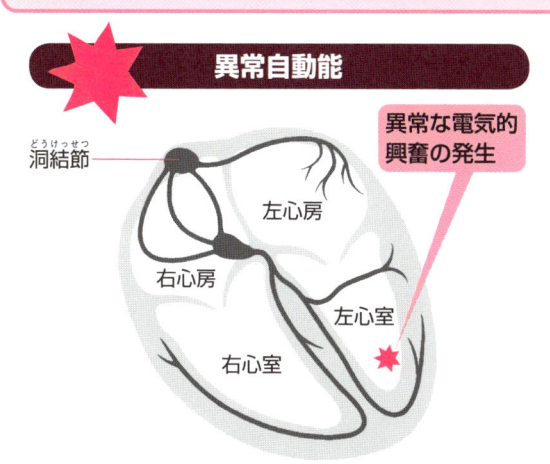

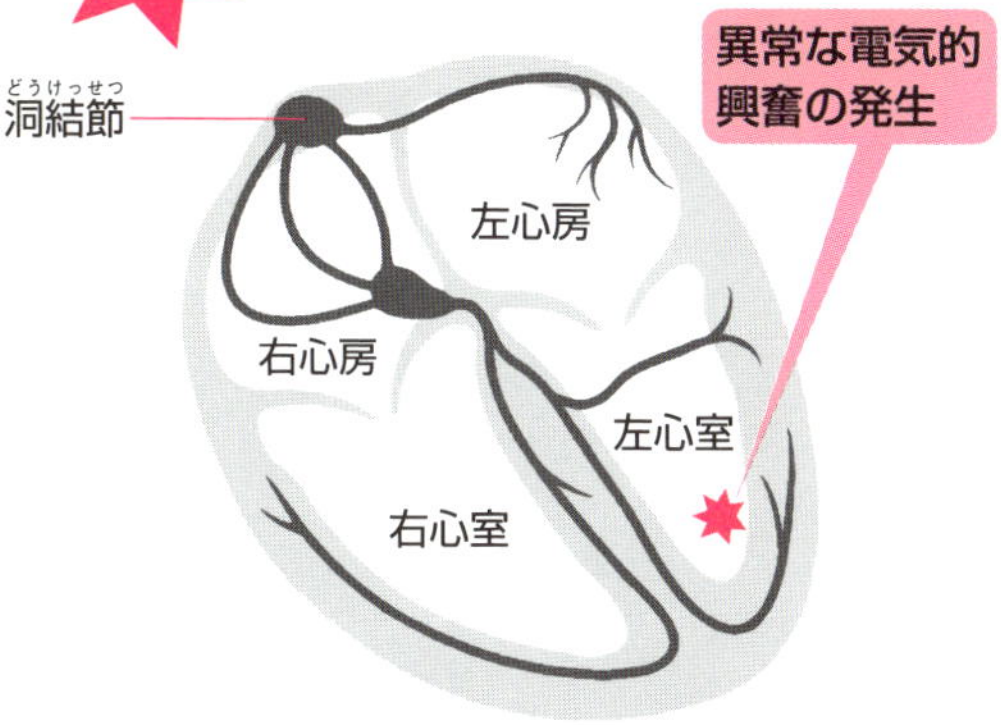

心筋には拍動を起こす電気刺激を発生する「自動能」をもつ部位があり、通常は洞結節で発生している。自動能をもつ部位以外から電気的興奮が発生することを「異常自動能」という。これによって電気的興奮が発生すると、通常より早いタイミングで拍動が起こったり、リエントリーのきっかけとなったりする。

リエントリー

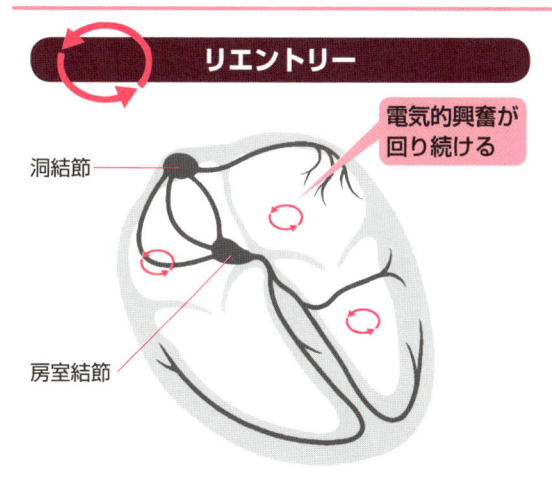

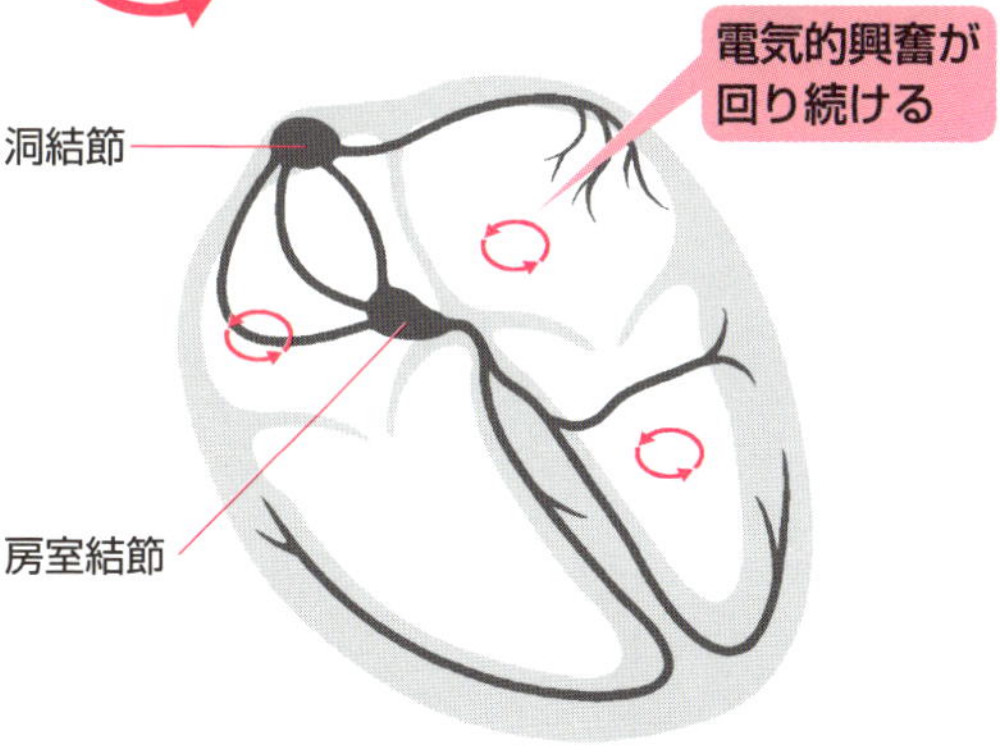

通常、電気刺激は刺激伝導系を通り、心臓を1回収縮させて消失する。ところが、電気的興奮が消失せず、回り続けることがある。これを「リエントリー」という。また、リエントリーは心筋に障害があり電気的興奮が迂回したり、伝導速度が遅くなって、本来なら刺激に反応しない「不応期」の部位を通ることで起こる場合もある。リエントリーが起こると心臓は異常なリズムで収縮を繰り返す。

撃発活動（トリガード・アクティビティ）

引き金となる刺激（トリガー）によって、本来、興奮が起こらないはずの時期に、異常な電気的興奮が誘発されてしまう現象。「トルサード・ド・ポワンツ」(p63)の起こり始めやジギタリス中毒による不整脈などにみられる。

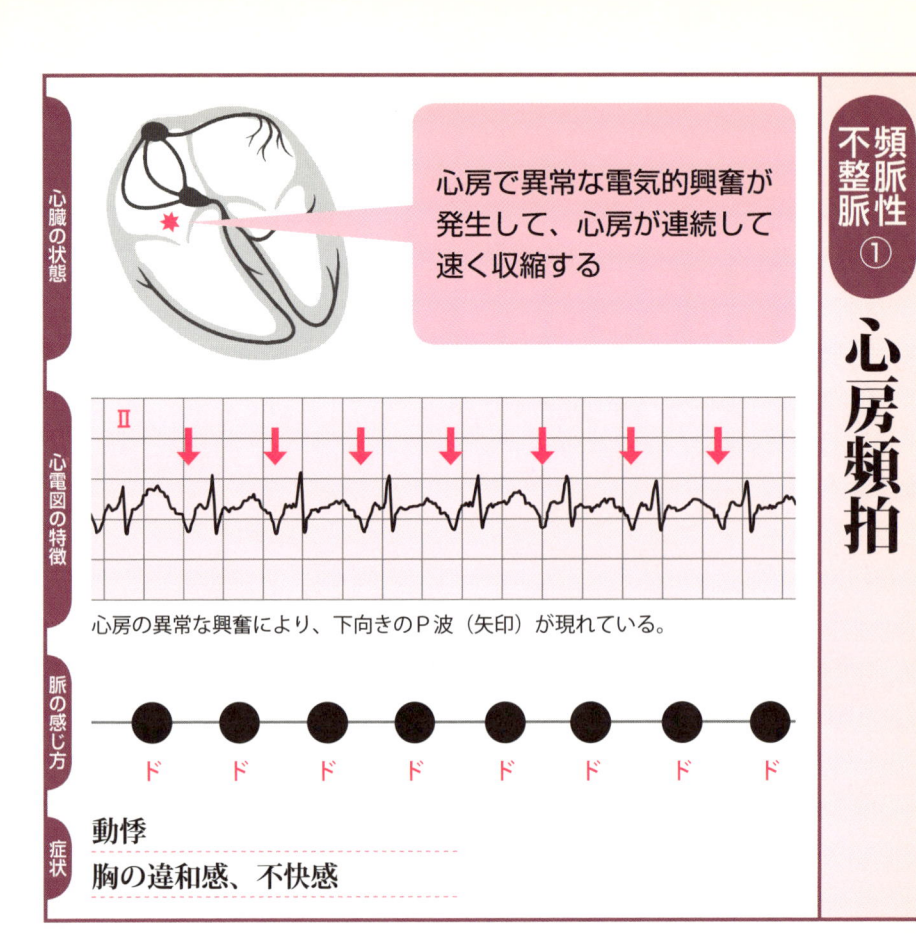

頻脈性不整脈①

心房頻拍

心臓の状態

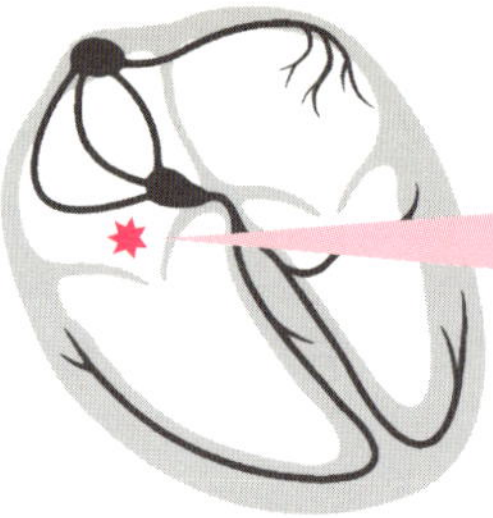

心房で異常な電気的興奮が発生して、心房が連続して速く収縮する

心電図の特徴

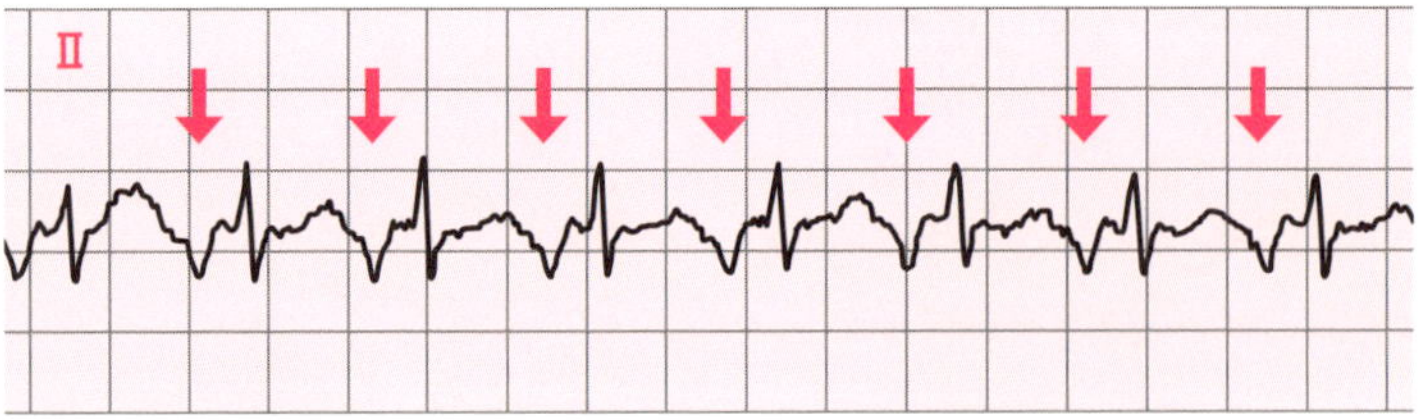

心房の異常な興奮により、下向きのP波（矢印）が現れている。

脈の感じ方

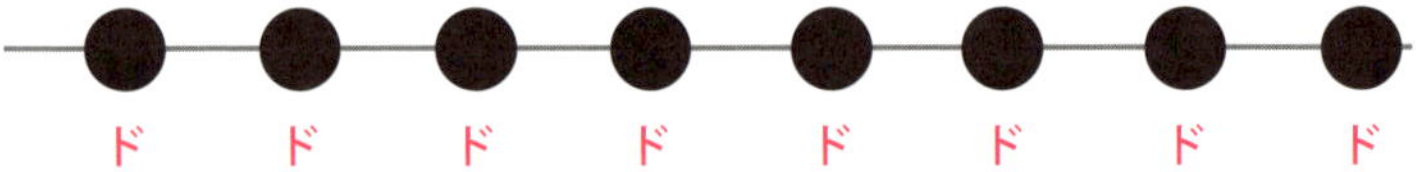

症状

動悸

胸の違和感、不快感

速い拍動が連続して起こり、動悸を覚える

「心房頻拍」は、心臓の拍動が連続して速く起こるもので、多くの患者さんは強い動悸《どうき》を訴えます。胸の違和感、不快感を覚える人もいます。

心房頻拍は発生のしくみによって、「異所性」「リエントリー性」などのタイプに分けられています。

異所性心房頻拍は、心房内に発生した異常自動能（異常な電気的興奮が発生する）が原因で、心拍数が1分間に100回以上になります。なかには、房室ブロック（p72）を伴うものもあります。比較的若い人に多く、強心薬の副作用のジギタリス中毒が原因になる場合もあります。

一方、**リエントリー性心房頻拍**は、洞結節《どうけっせつ》の周囲や、心臓の外科手術で切開した跡などに、電気的興奮が旋回するリエントリーが起こります。

一過性なら心配ないが、心不全や脳梗塞を起こすものも

心房頻拍のほとんどは、一時的で特に心配はいりません。

しかし、なかには何時間も続くものもあります。また、一過性でない場合は、心不全を合併するもの、心原性脳塞栓症を引き起こすものもあり、油断できません。心房細動に移行することもあります。

心房頻拍は特に原因となる病気がなくても起こる例もあるのですが、慢性閉塞性肺疾患（COPD）がある人、肺や食道の手術を受けた人、狭心症や心筋梗塞を起こしたことがある人などは特にリスクが高くなります。ほかに、肺結核の後遺症として起こることもあります。

治療としては、まずβ《ベータ》遮断薬やナトリウムチャネル遮断薬などによる**薬物療法**（p80）が行われます。効果がない場合や、薬が使えない場合には、**カテーテルアブレーション**（p100）の適応が検討されます。

心房頻拍＝上室期外収縮？

心房頻拍の心電図の波形は、上室期外収縮が連発したときとほぼ同じです。そのため、心房頻拍は心房に原因がある期外収縮の連発例という見方もあります。ただし、何連発以上になったら心房頻拍とするか、明確な定義はありません。

洞性頻脈

洞性頻脈《どうせいひんみゃく》とは、洞結節からの電気信号が増えて、心臓の拍動のリズムが速くなること。運動したときや緊張したとき、飲酒、発熱などによって起こる機能性のもので、ほとんどは心配いりません。

緊張しやすい人は心電図検査の際に心臓がドキドキして、この洞性頻脈が出ることがあります。こういう人は、事前に深呼吸をするなど、少しでもリラックスして検査にのぞむようにするとよいでしょう。

ただし、洞性頻脈のなかには貧血や甲状腺機能亢進《こうしん》症が関係しているものもあります。健康診断で心電図をとるたびに指摘されるときは、こうした病気が潜んでいないか、検査を受けておくと安心でしょう。

頻脈性不整脈②

心房粗動

心臓の状態

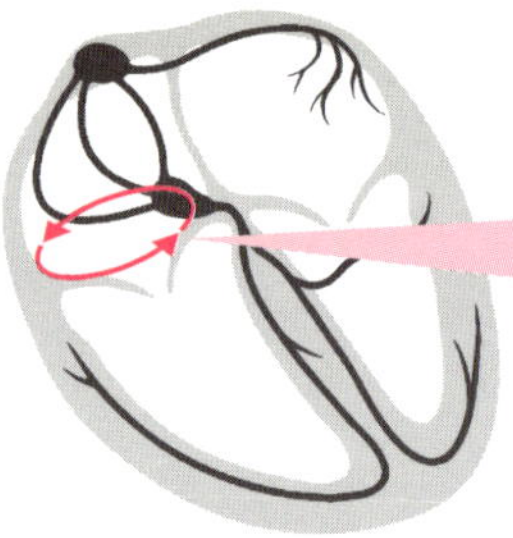

心房内で電気的興奮が旋回して、心房が非常に速く収縮するが、拍動は規則的に起こる。

心電図の特徴

2：1 房室伝導の例

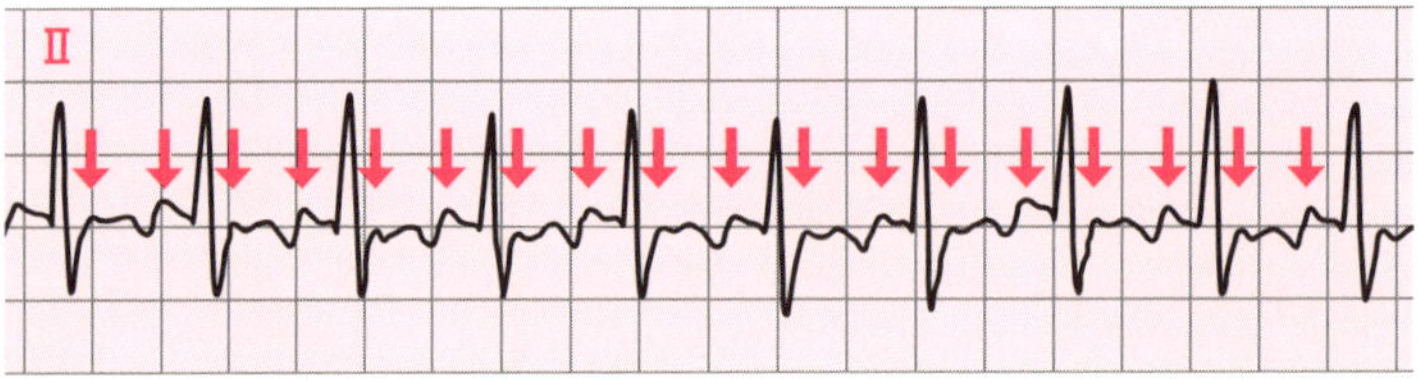

のこぎりの刃のようにギザギザの「粗動波」（矢印）が現れ、それが２回に１回の割で心室に伝わって拍動を起こす。

脈の感じ方

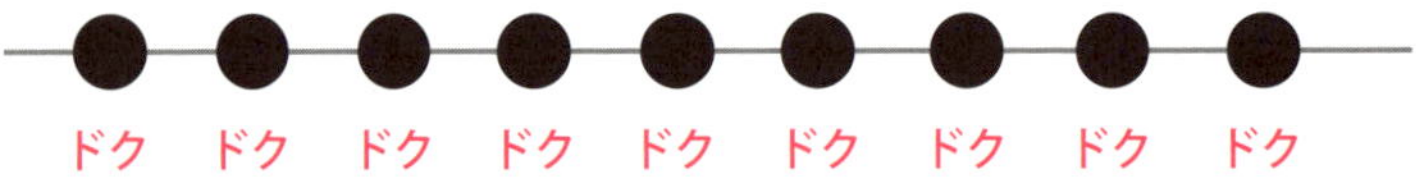

症状

4：1 伝導では：**無症状**

2：1 伝導では：**動悸、息切れ**

1：1 伝導になったら：**失神**

リスク　心不全　脳梗塞　失神

心房が異常な速さで規則的に収縮する

「心房粗動」とは、心房が1分間に300回ほどの異常な速さで規則的に収縮している状態です。多くは右心房の三尖弁《さんせんべん》周辺のリエントリーが引き金となって起こります。

　ただ、通常は300回もの心房の収縮が全部心室に伝わるわけではありません。**房室結節が安全装置として機能する**ため、心室に伝わるのは、多くの場合、2回に1回（2：1伝導）、4回に1回（4：1伝導）などと間引きされます。

　しかし、過度の電気的興奮や運動、薬剤の影響により、房室結節の不応期が短縮されるなど、安全装置が機能しないと1：1伝導になり、1分

心不全の症状

心不全になると、体のだるさ、むくみ、食欲不振のほか、横になって休んでいても、息苦しさを感じるといった症状が現れます。

間に300回もの拍動が起こって危険な状態に陥ることもあります。

心房粗動では電気的興奮が心房内の一定の回路を回るため、収縮は規則正しいのですが、心電図にはのこぎりの刃のようにギザギザの波形（粗動波）が現れます。

心房粗動は高血圧や心臓病などのある人に起こることが多く、肺などの手術をきっかけに発症することもあります。

長く続くと、心房細動や心不全を起こす危険も

主な症状は、**動《どう》悸《き》**や**息切れ**です。1：1伝導が起こった場合は、**失神**する危険もあります。

心拍数が異常に多い状態が長く続くと、心臓に負担がかかって**心不全**を招くことがあります。類縁疾患の**心房細動に移行**することもあり、また、心房細動と同様に心房内で血栓がつくられ、心原性脳塞栓症などの血栓症を起こすリスクもあります。

治療は**薬物療法**（p80）や**電気ショック療法**（p110）を行うほか、**カテーテルアブレーション**（p100）の有効性が高いとされています。

心房粗動の伝わり方と症状

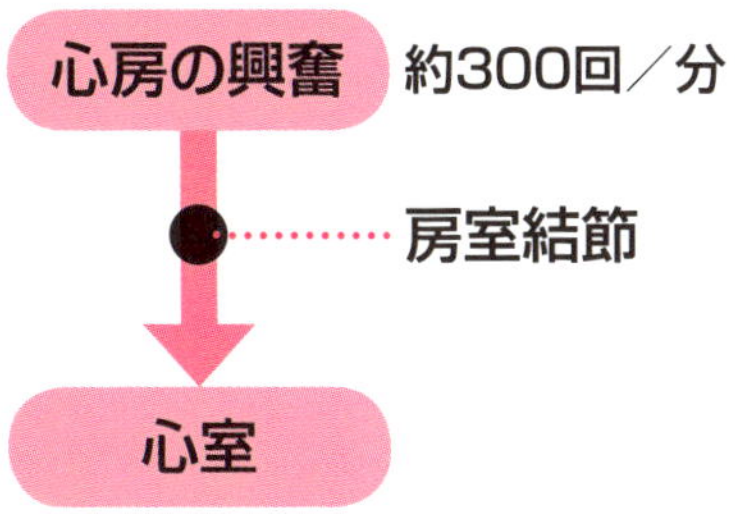

●4：1伝導
心房の興奮が4回に1回心室に伝わる場合は、心拍数は75回／分ほどとなり、症状はほとんどない。

●2：1伝導
2回に1回伝わる場合は、心拍数は150回／分ほどとなり、動悸や息切れなどの自覚症状がある。

●1：1伝導
約300回／分がすべて心室に伝わると、心拍数が激増し、ひどい場合は失神する。

頻脈性不整脈 ③

心房細動

心臓の状態

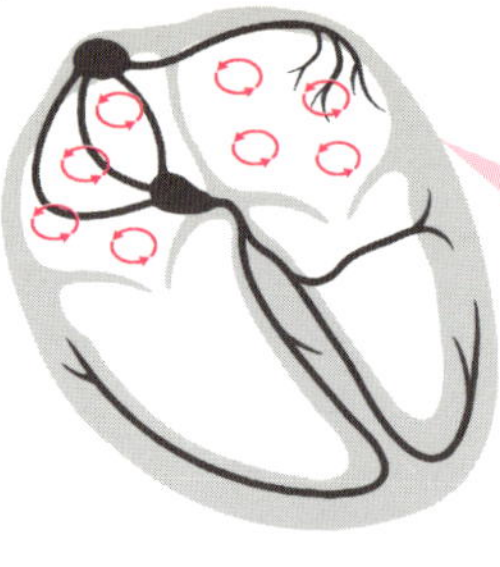

心房内に多くのリエントリーが生じて、心房は十分に収縮できず、拍動のリズムが乱れる

心電図の特徴

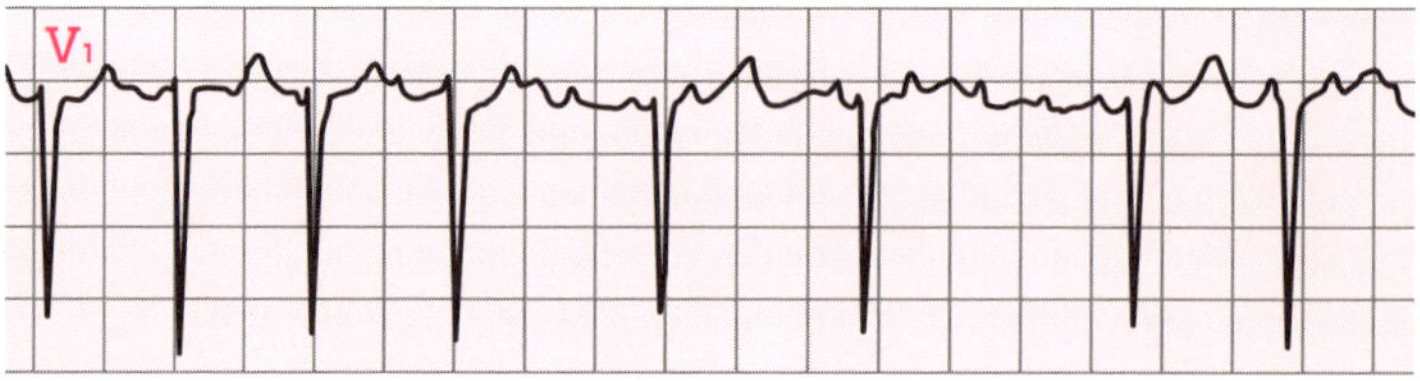

心房の収縮を示す波（P波）はなくなり、不規則な波形がバラバラの間隔で現れる。

脈の感じ方

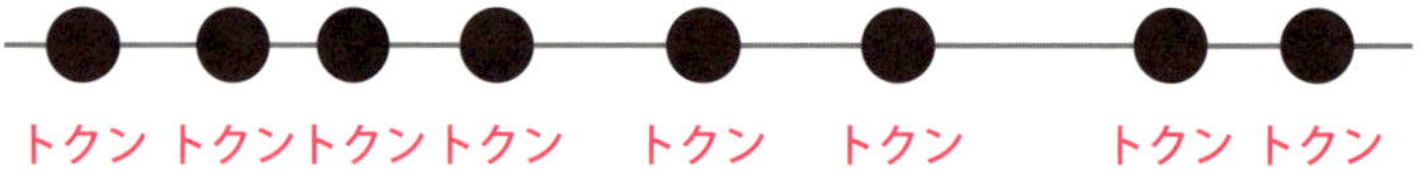

症状

脈の乱れ、動悸、胸痛

無症状のこともある

リスク 脳梗塞 心不全

放っておくと、脳梗塞や心不全を起こしやすい

心房細動とは、心房内のあちこちで電気的興奮が発生し、それがグルグル旋回するため、**心房が細かくふるえるように動く状態**をいいます。

その回数は、ときに1分間に600回以上にものぼります。しかし、房室結節が安全装置の働きをして、すべてが心室に伝わることはありません。そのため、**脈は不安定ながらも、心室は収縮できる**ので、すぐに心機能が低下するわけではありません。

しかし、心房細動で速い拍動が長く続くと、心臓に大きな負担がかかって疲弊し、心臓の機能が低下する**心不全**が起こりやすくなります。

また、心房内の血液がよどんで血

心房細動の種類

●発作性心房細動

特に治療をしなくても、発症から7日以内に自然に正常な洞《どう》調律《ちょうりつ》に戻るものです。

●持続性心房細動

1週間以上持続しているものです。ただ、薬物療法や電気ショックなどの治療により、正常な洞調律に戻すことができます。

●永続性心房細動

持続性心房細動が1年以上続いているもので、治療をしても正常に戻らないものをいいます。

発作性から持続性、そして永続性へと移行するケースもあります。

栓（血液の塊）ができやすくなり、それが流れ出して「心原性脳塞栓症」（p59）などの**血栓塞栓症**を引き起こすことがあります。

心房細動は、発作の持続のしかたから「発作性心房細動」「持続性心房細動」「永続性心房細動」に分けられます（上段）。主な症状には、**脈の乱れ、動《どう》悸《き》、胸痛**などがありますが、実際には**50～70％の人は自覚症状を訴えておらず**、これがやっかいな点といえます。

心房細動の原因

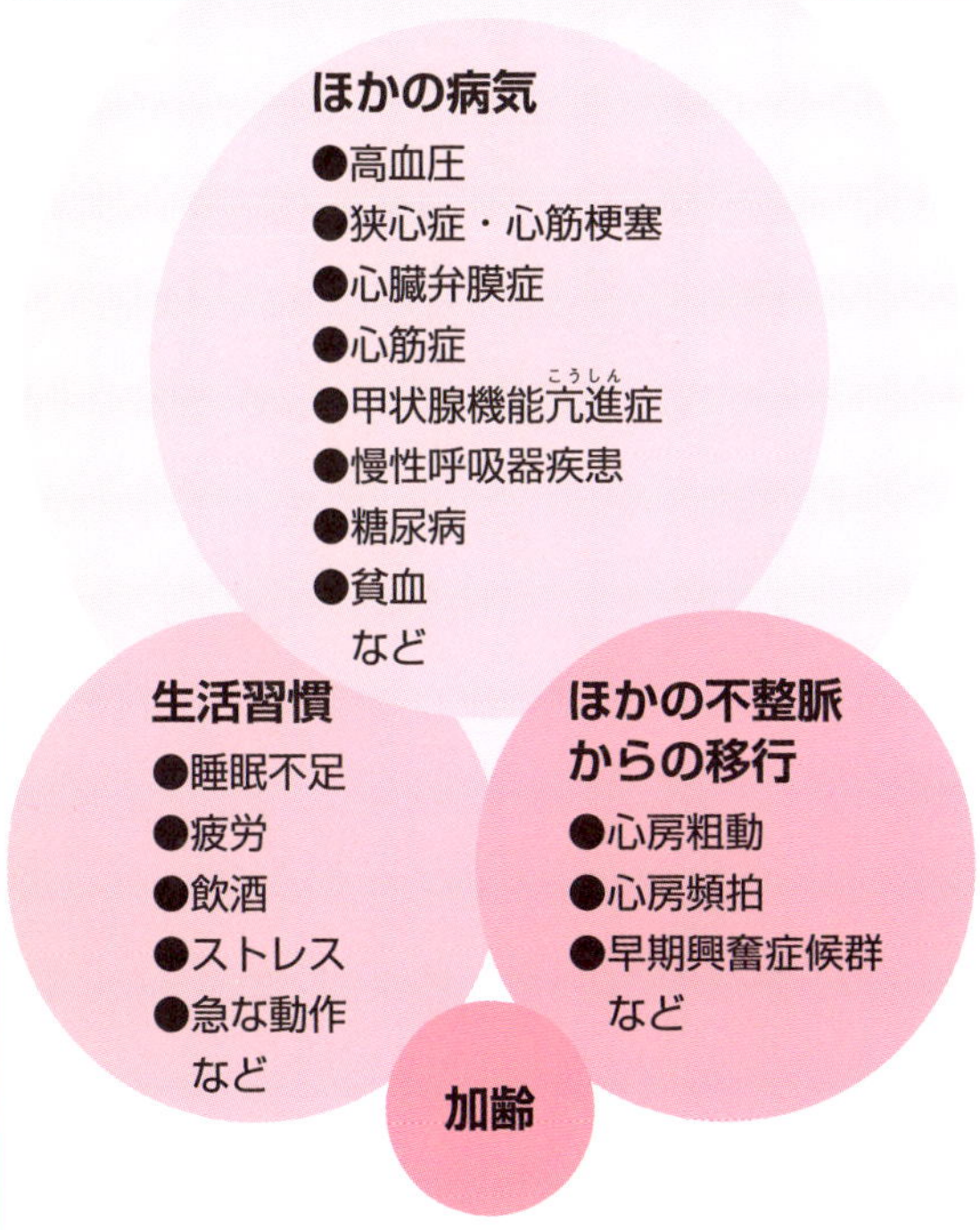
ほかの病気
●高血圧
●狭心症・心筋梗塞
●心臓弁膜症
●心筋症
●甲状腺機能亢進《こうしん》症
●慢性呼吸器疾患
●糖尿病
●貧血
など
生活習慣
●睡眠不足
●疲労
●飲酒
●ストレス
●急な動作
など
ほかの不整脈からの移行
●心房粗動
●心房頻拍
●早期興奮症候群
など
加齢

心房細動は、原因となる基礎疾患がある人に多いが、ほかの不整脈から移行したり、特に病気がなくても、自律神経を緊張させる日常の生活習慣によって起こることがある。加齢も大きな原因で、高齢になるほど患者さんが多くなる。

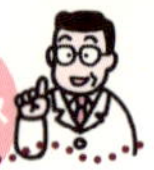

アドバイス

自覚症状で不整脈の重症度はわからない

心房細動では、急に拍動が速く、乱れたリズムになったと驚いて病院に駆け込む人もいる一方、全く自覚症状のない人もいます。では、症状が強く現れるほうが重症かというと、そうとは限りません。

心房細動の経過やその後の死亡、脳梗塞や心不全が発症する程度は、自覚症状が全くない人も、軽い人も、強い人も違いがないといわれています。

また、心房細動の発作が短時間だけ起こる人も、慢性的に心房細動が続いている人も、脳梗塞の発症率に違いはありません。

不整脈の怖さは症状だけではわからないのです。

治療は症状、血栓予防、原因を考えて行われる

心房細動と診断されても、自覚症状がない人も多く、治療の必要性を感じていないかもしれません。確かに、心房細動そのものが命を脅かすこともありません。

しかし、心房細動を放置すると、やがて**心不全**や**脳梗塞**といった重大な合併症を招く危険性があります。

したがって、症状の有無にかかわらず、心房細動の場合は治療を始めることが大切です。

心房細動に対する治療法としては、**薬物療法**や**電気ショック療法**（電気的除細動）、**カテーテルアブレーション**などがあり、症状の有無や血栓予防の必要性、原因などを考慮して選択されます。高血圧や心臓病などの原因疾患があれば、その治療も行います。

心房細動の治療の中心は薬物療法です。合併症である脳梗塞を防ぐために、血栓ができにくくする**抗凝固薬**（p88）を用いたり、心房細動そのものに対して**抗不整脈薬**（p80）を用いたりします。抗不整脈薬としては、心拍数を減らすレートコントロールの薬や、異常な興奮を抑えて本来の拍動のリズムに戻すためのリズムコントロールの薬が用いられます。

発作性心房細動や持続性心房細動を早く止めるために、**電気ショック療法**（p110）を行うこともあります。

また最近は、根治を目指す治療として、**カテーテルアブレーション**（p100）を行うことも増えています。

心臓でできた血栓が脳の血管を詰まらせる心原性脳塞栓症

最も重症の脳梗塞になりやすい

「心原性脳塞栓症」は、心臓内でできた血栓が頸動脈《けいどうみゃく》を経由し、脳の動脈で詰まることが原因で起こります。あるとき突然脳卒中の発作が起こり、症状も強く現れるのが特徴です。

心臓内でできた血栓はサイズが大きいため、脳の太い血管を詰まらせ、梗塞が起こる範囲も広くなります。

脳の神経細胞が広範囲で障害されると、半身麻痺《まひ》、感覚障害、失語などさまざまな症状が現れます。こうした症状は、後遺症にもなります。

また、脳動脈を詰まらせた血栓が壊れて血流が再開すると、梗塞部で出血が起こることもあり、こうなるとさらに症状が重くなり、命にかかわることも多くなります。

こうしたことから、心原性脳塞栓症は、脳梗塞のなかで最も重症になりやすいといわれているのです。

最大の原因は心房細動。血栓予防が重要になる

心原性脳塞栓症の主な原因となるのが、心房細動です。いきなり脳梗塞を起こした人が、後になって心房細動があったことがわかるケースもよくあります。そのほか、心房粗動や洞《どう》不全症候群が原因になることもあります。

だからこそ、心原性脳塞栓症を招く心房細動などの不整脈の治療では、血栓をできにくくする「抗凝固療法」がたいへん重要になるのです。

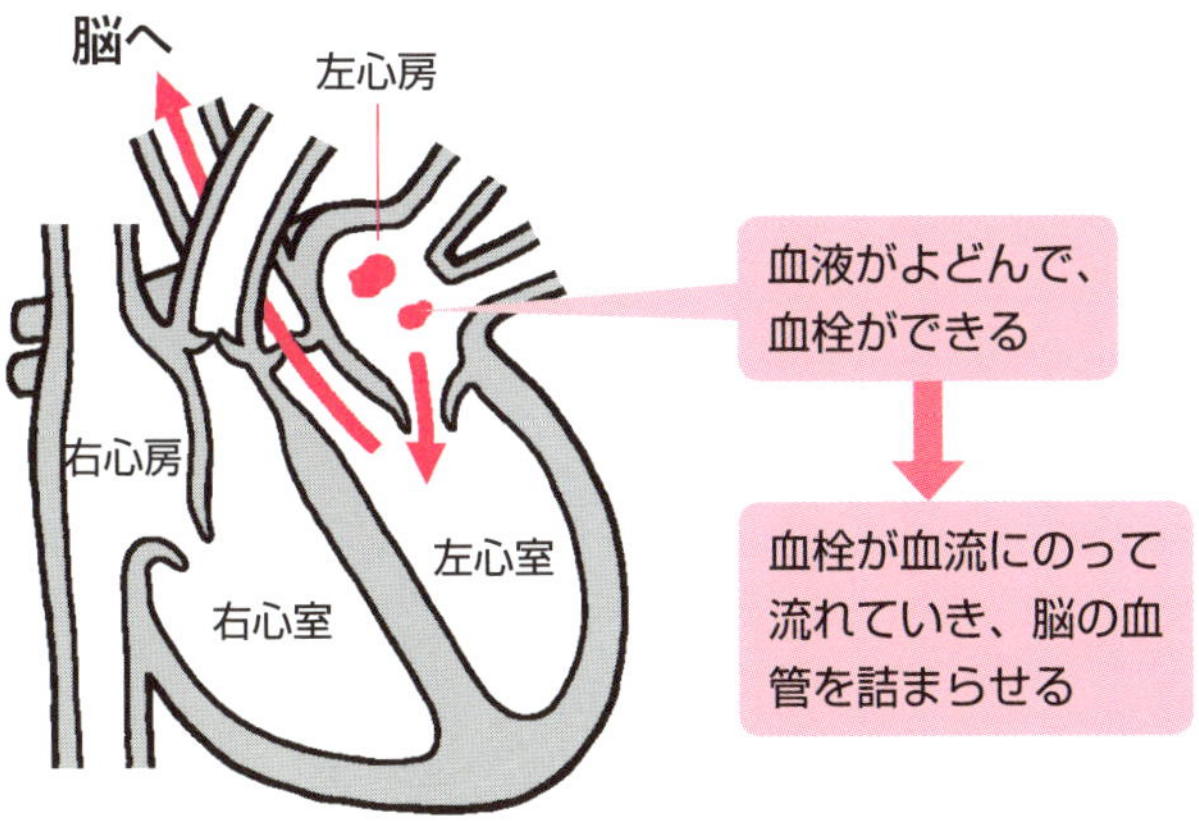
脳へ
左心房
右心房
右心室
左心室
血液がよどんで、血栓ができる
血栓が血流にのって流れていき、脳の血管を詰まらせる

頻脈性不整脈④

発作性上室頻拍

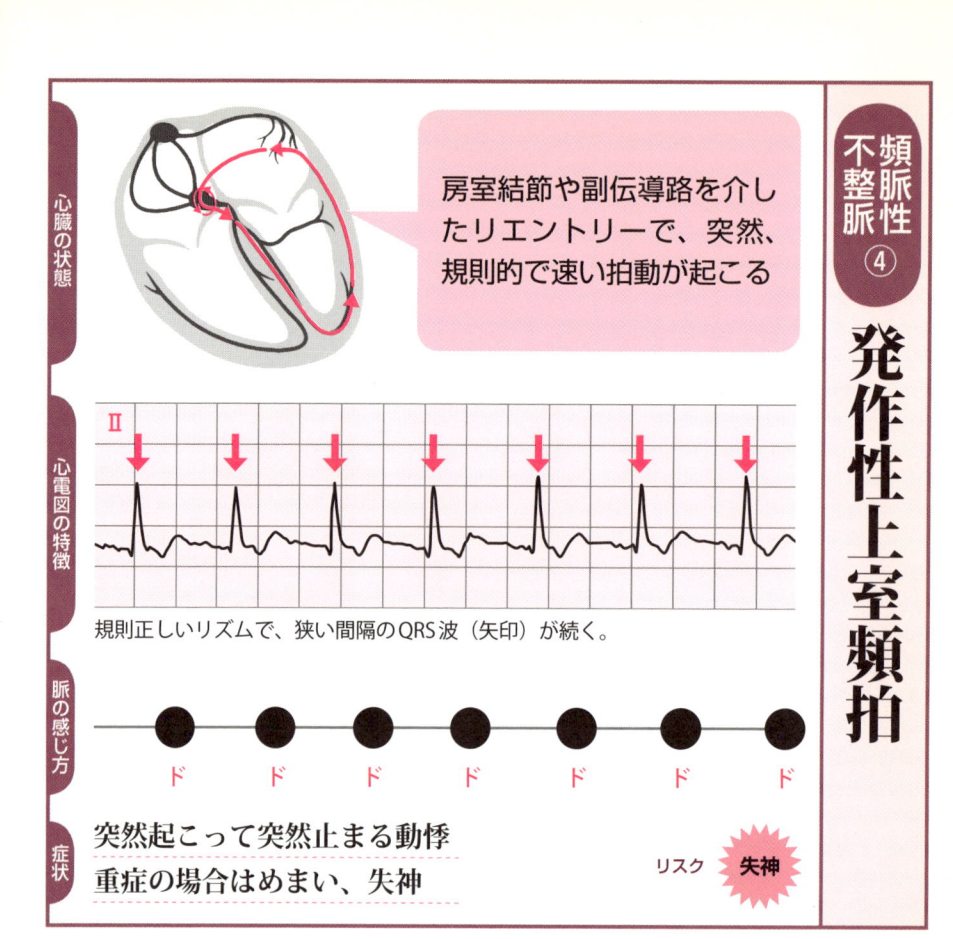

心臓の状態

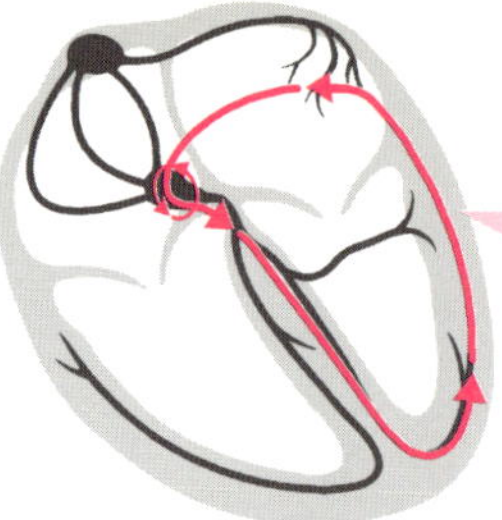

房室結節や副伝導路を介したリエントリーで、突然、規則的で速い拍動が起こる

心電図の特徴

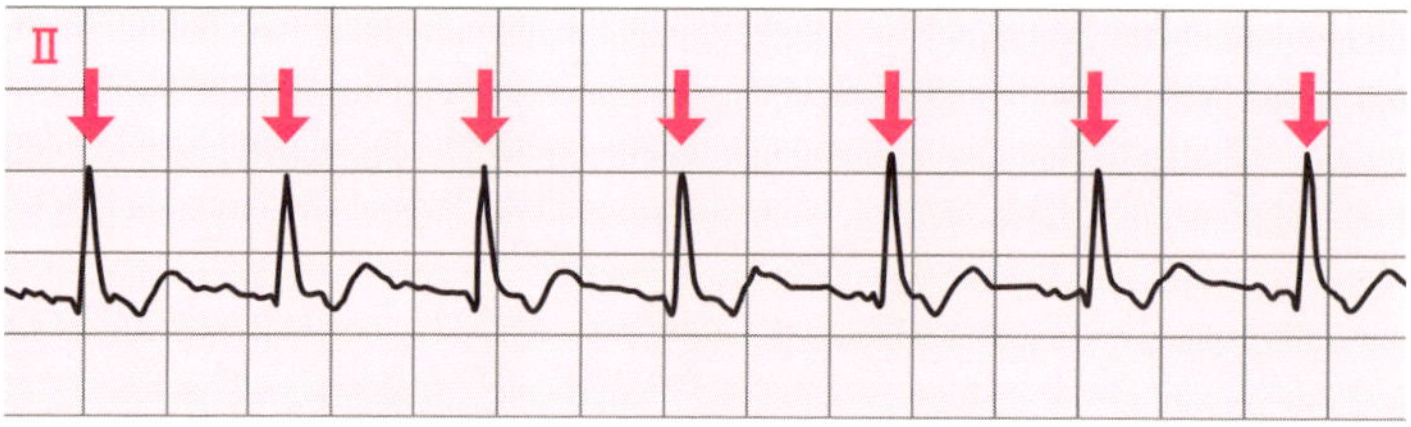

規則正しいリズムで、狭い間隔のQRS波（矢印）が続く。

脈の感じ方

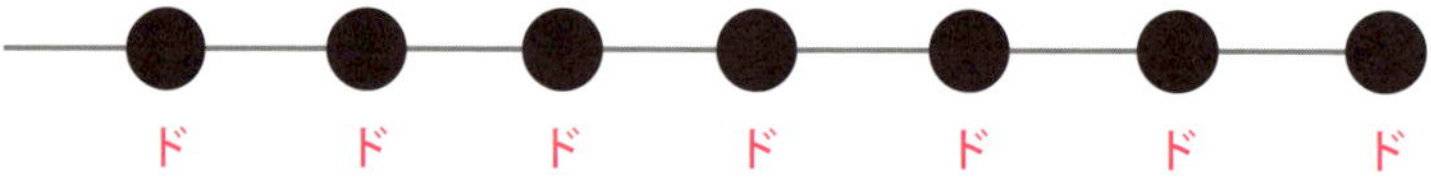

症状

突然起こって突然止まる動悸

重症の場合はめまい、失神

リスク　失神

突然、拍動が速くなり、強い動悸が現れる

「発作性上室頻拍」では、突然、1分間に150～200回以上もの頻脈が起こります。**突然始まり、突然停止する強い動悸《どうき》**が特徴的な症状で、**めまいやふらつき**などの症状が現れることもあります。重症の場合には**失神**する人もいます。

こうした発作は、心房や洞結節《どうけっせつ》、房室結節（これらをあわせて「上室」と呼ぶ）でのリエントリー（p50）によって起こります。何らかの原因で、洞結節で発生した電気刺激がグルグルと旋回し続けるために、速い収縮を繰り返すのです。

発作性上室頻拍は、リエントリーによって起こる不整脈の代表的なも

副伝導路

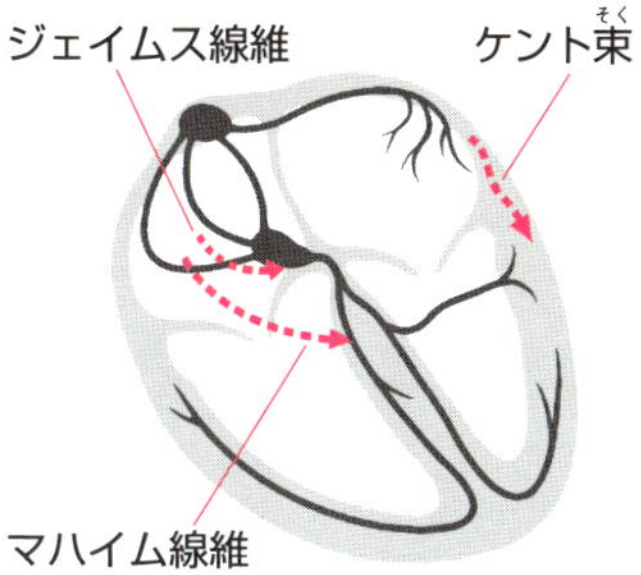

ので、回路によって「房室回帰性頻拍」と「房室結節回帰性頻拍」などに分けられています。

房室回帰性頻拍は、ほとんどがＷＰＷ症候群（左のコラム）が原因で起こります。**房室結節回帰性頻拍**は、房室結節部に二重の伝導路があり、電気的興奮が房室結節内を旋回するために起こります。

根治を目指す カテーテル治療が増えている

発作が起こったときの応急処置としては、**迷走神経刺激法**（ｐ98）が効果的です。「息をこらえる」「冷たい水に顔をつける」「冷たい水を飲む」などの方法で、症状がおさまることもあります。

薬物療法によって発作を抑える方法もありますが、発作が頻発する人には根治を目指してカテーテル治療を行うことが最近では増えています。**カテーテルアブレーション**といって、心臓までカテーテルを挿入し、リエントリーの原因となる興奮旋回路を焼き切る方法です（ｐ100）。

ＷＰＷ症候群

ＷＰＷ症候群とは、正常な刺激伝導系以外にケント束（房室副伝導路）という副伝導路があることで起こる病気で、これ自体が不整脈の名前ではありません。ただ、この病気によって発作性上室頻拍などを起こすことがよく知られています。

ＷＰＷ症候群は生まれつきの病気ですが、みなが不整脈を起こすわけではなく、症状がない人も大勢います。実際に不整脈が起こるかどうかは副伝導路の性質によって異なります。

副伝導路に電気刺激を伝えやすい性質があると、リエントリーを起こし、発作性上室頻拍に移行することがあります。

電気刺激を伝えやすい性質が特に強いときは、心房細動を合併して心室細動に移行し、突然死につながる場合もあり、危険です。

治療法は、「カテーテルアブレーション」により、原因であるケント束を焼灼《しょうしゃく》し根治を目指します。

頻脈性不整脈⑤
心室頻拍

心臓の状態

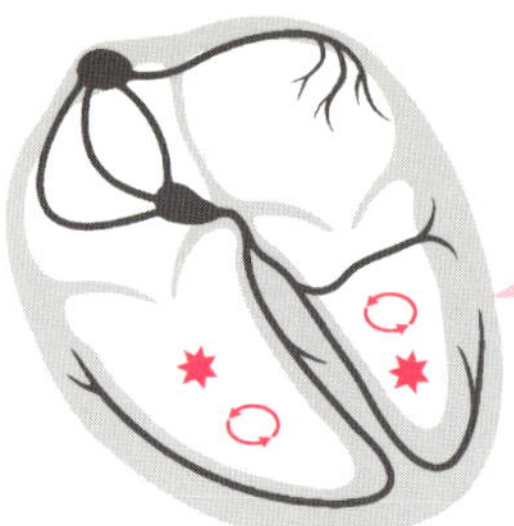

心室で異常な電気的興奮やリエントリーが連発し、心室の速い収縮が連続して起こる

心電図の特徴

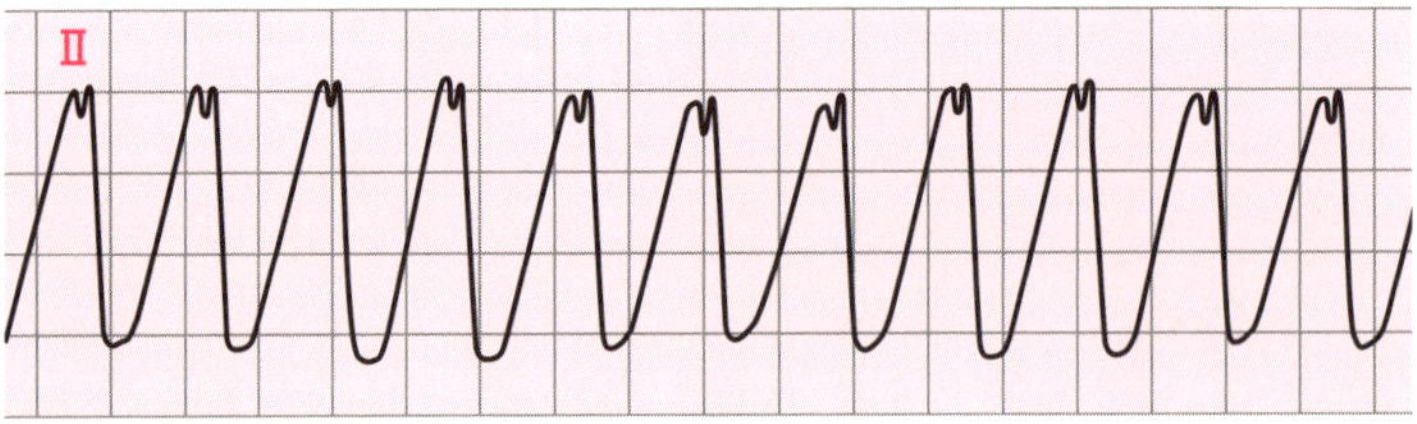

心室の収縮を表す波形だけが連続して現れる。

脈の感じ方

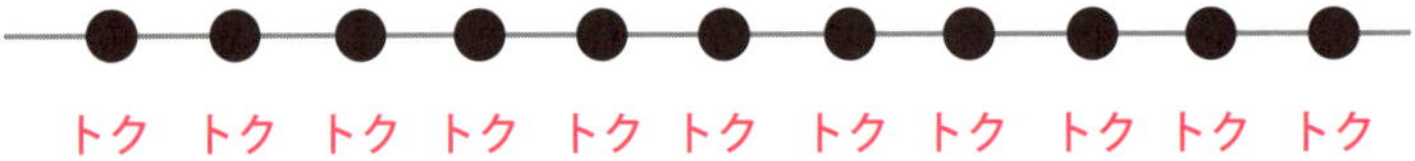

症状

動悸（脈が速い）、胸の不快感、息切れ、めまい、失神

リスク　突然死　失神

心配がないものも、命にかかわるものもある

心室は、全身に血液を送り出すという重要な役割を担っています。いわば心臓のポンプ機能の要です。

この**心室に異常な電気的興奮が連発し、心室が1分間に100回以上の速さで収縮する**のが「心室頻拍」です。1分間の心拍数は200～250回にもなることがあります。すぐにおさまるものは放っておいてよいこともありますが、この状態が続けば心臓は十分な血液を送り出せなくなります。より危険な**「心室細動」に移行**したり、**突然死**につながることもあるため、注意が必要な不整脈です。

心室内に生じた異常自動能による「心室期外収縮」（p46）が引き金とな

ることが多く、その連発によってリエントリーが起こると心室頻拍となります。心室期外収縮が3連発以上続くと心室頻拍と診断されます。心筋梗塞や心筋症などの心臓病が原因になりやすいのですが、心臓病がなくても起こることがあります。

心室頻拍は、30秒以上続く「**持続性心室頻拍**」と30秒未満でおさまる「**非持続性心室頻拍**」に大きく分けて考えられます（左表）。

トルサード・ド・ポワンツ

心室頻拍は、心電図波形からQRS波形が一定の「単形性心室頻拍」と、QRS波形が変化する「多形性心室頻拍」に分けられます。多形性のなかでも「トルサード・ド・ポワンツ」と呼ばれる、QRS軸がねじれるような特殊な波形を示すタイプがあります。これは心室が電気的興奮から回復するのが遅れることを意味し、放置すると失神や突然死を起こす危険があります。

発作の持続時間による危険度

30秒未満でおさまる	**非持続性心室頻拍** 治療しなくても、自然に30秒未満でおさまるもの。心臓病がない場合は治療も必要ない。ただし、非持続性心室頻拍のなかには繰り返し起こる「反復性心室頻拍」があり、こちらは命にかかわる。 **➡動悸、胸部の不快感** 血圧が低下すると、めまいや失神が起こることがある
30秒以上続く	**持続性心室頻拍** 発作が30秒以上続く、あるいは延々続いて治療をしない限りおさまらないもの。心臓に持病がある人は命にかかわる。また、心拍数が1分間に200回以上に達するようなものも非常に危険。 **➡突然死**

発作の持続時間や原因による危険度に応じて対処

心室頻拍の症状には、動悸《どうき》、息切れなどがあり、なかでも血圧低下の影響で起こる**めまい**や**失神**があるときは要注意で、治療が不可欠です。

また、持続性心室頻拍は命にかかわるため治療が必須ですが、特に原因となる心筋梗塞や心筋症などの心臓病がある人は、すぐに治療を開始すべきです。一方、非持続性心室頻拍は心臓病がなければ、多くの場合治療は必要ありません。

治療は、**薬物療法**（p80）や**電気ショック療法**（p110）のほか、患者さんに応じて**カテーテルアブレーション**（p100）や**植込み型除細動器**（p112）が検討されます。

頻脈性不整脈⑥

心室細動

心臓の状態

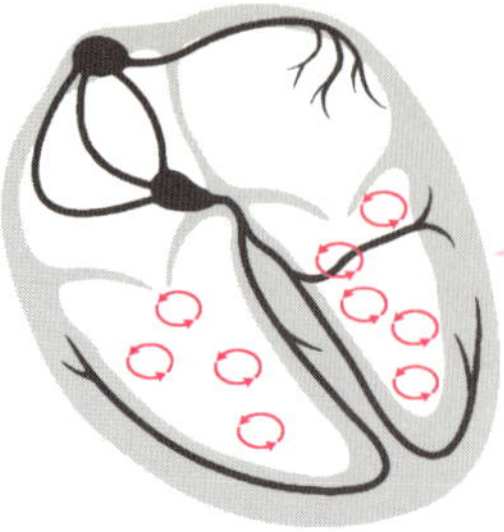

心室で多数の電気的興奮が旋回し続け、心室がけいれんして収縮できなくなる。

心電図の特徴

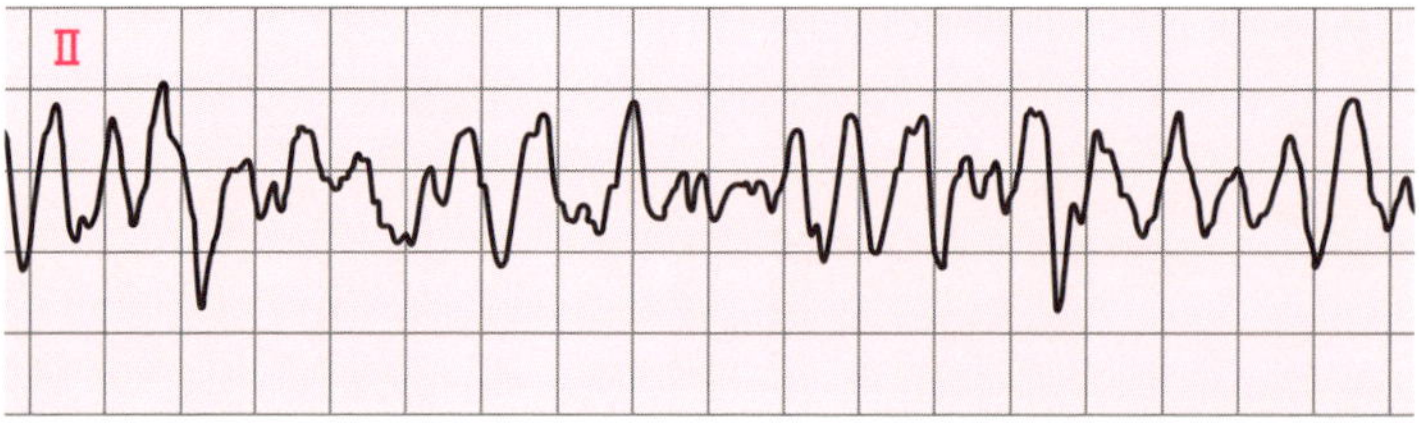

収縮・拡張を示す波形はみられず、規則性のない波形が揺れるように続く。

脈の感じ方

脈を触れない（心停止）

症状

失神

リスク　突然死

数分で突然死に至る最も危険な不整脈

さまざまな不整脈のなかでも、最も危険なのが「心室細動」です。

　心室細動では、**心臓が細かくふるえるようにけいれんした状態**になります。心室はほとんど収縮できなくなり、心臓のポンプ機能が働かないため、全身に血液を送り出すことができなくなります。つまり、心臓は止まっているも同然で「心停止」の状態に陥っており、この状態が続くと「心静止」に至ります。これは「死」につながる状態です。

　心室細動の発生は、リエントリーによって心室のあちこちで電気的興奮がグルグルと回り続けていることが原因です。心筋の筋肉がバラバラ

QT延長症候群

心電図の波形のQT間隔が延長し、トルサード・ド・ポワンツ（p63）を合併する不整脈です。先天性のものと、薬の副作用や低カリウム血症、高度な徐脈などによる後天性のものがあります。

QT間隔が延長しすぎると、「撃発活動」と呼ばれる異常な電気的興奮によってトルサード・ド・ポワンツが起こり、これが一過性の心室細動を起こすことがあります。QT間隔が延長しているだけなら症状はありませんが、トルサード・ド・ポワンツが発生すると、失神が起こり、危険です。

なお、QT間隔が短縮する「QT短縮症候群」も心室頻拍や心室細動を起こすことがわかっています。

に収縮するので、心室が正常に収縮して、**まとまった量の血液を送り出せなくなっている**のです。

この状態は心電図を見ても明らかで、収縮・拡張を示す波形はなく、ただ線が上下に揺れているだけです。

症状としては、全身、特に脳が血流不足となり、**すぐに失神**します。

心室細動の原因

- **心臓の病気**
  心筋梗塞、心筋症（拡張型、肥大型）、大動脈弁狭窄《きょうさく》症、心不全、右室異形成症など
- **QT延長症候群**
- **QT短縮症候群**
- **ブルガダ症候群**
- **J波症候群**
- **ほかの不整脈からの移行**
  心室頻拍、発作性上室頻拍、WPW症候群に合併した心房細動など

さらに怖いのが**突然死**です。心停止したまま治療しなければ、わずか数分でも死に至ります。心室細動は心臓に起因する突然死（心臓突然死）の原因として知られます。心室細動が起こったら、**救急処置が必要**です。

原因の多くは心臓病だが、ストレスも引き金になる

心室細動の多くは、心筋梗塞、心筋症などの器質的心疾患がある人に起こります。これは、病気によって心筋が障害されることが影響しています。また、心室頻拍など、ほかの不整脈から移行する例もみられます。

心室細動は原因となる心臓病がない人にも起こることがあり、これを「特発性心室細動」といいます。**QT延長症候群**（上段）、**ブルガダ症候**

ブルガダ症候群

　ブルガダ症候群とは、原因となる心臓病がないにもかかわらず、心室細動を起こす「特発性心室細動」の一種です。原因としては、ナトリウムチャネルの先天的な異常が指摘されていますが、多くはそれがなくても発症しています。

　ブルガダ症候群では「ブルガダ型心電図」と呼ばれる、特徴的な波形が現れます。ただ、ブルガダ型心電図があったとしても、それだけでブルガダ症候群とはいえません。心電図と心室細動の両方がみられる場合のみブルガダ症候群と診断されます。そして、心室細動を起こすのは、ブルガダ心電図を示す人のうちのごくわずかです。

群（上段）などが知られています。

　これらにストレスや睡眠不足、過労、急激な運動などが重なって、発作の引き金となることもあります。**心室細動は午前中に起こりやすい**ことが知られています。

　特発性心室細動の場合は、発作が起きても自然におさまることが多く、失神はしても意識が戻ります。しかし、器質性心疾患に伴って起こった心室細動は、電気ショックをかけるまで止まることがありません。急性心筋梗塞では心室細動が主な死因となっています。

ただちに電気ショックでけいれんを止める

　心室細動が起こったら、ただちに体外から**電気ショックによる除細動**を行って心臓のけいれんを止めます。医療機関では、医師が「手動式除細動器」を用いて処置します。

　ただ、心室細動は、いつ、どこで起こるかわかりません。医療機関以外の場所や、医師がいない状況下で発作に見舞われると、処置が遅れて命を落とす危険が高くなります。そこで、素人でも操作ができる**ＡＥＤ**（自動体外式除細動器、ｐ148）の活用が重要になってきます。

　再発予防のための治療としては、**薬物療法**（ｐ80）を行うほか、再発したときに備えて**植込み型除細動器**（ＩＣＤ、ｐ112）の使用が勧められます。最近では、心室細動を一度も起こしたことがなくても、予防的な治療として、リスクの高い人にＩＣＤが用いられることもあります。

ここが聞きたいQ&A

頻脈性不整脈のリスクとは？

Q ブルガダ症候群がぽっくり病の原因と聞いて心配

A ブルガダ型心電図は日本を含むアジアの中年男性に多く、日本では一般検診の約1％にみられるといわれています。

そして、働き盛りの健康な人が心室細動を起こして突然死する、いわゆる〝ぽっくり病〟の原因のひとつとして、ブルガダ症候群の名前があがっているのも確かです。

しかし、ブルガダ型心電図がみられたからといって、全員が心室細動を起こすわけではありません。

めまいや失神などの症状がある、過去に心室細動を起こしたことがある、家族に突然死した人がいるという場合は、ハイリスクと考えられるので植込み型除細動器などの治療を積極的に受けたほうが安心ですが、ブルガダ型心電図があるだけなら、あまり心配しなくてよいでしょう。

Q 健康診断の心電図所見に「QT延長」とありましたが、大丈夫？

A QT間隔の延長とは、「不応期」が長いこと。つまり、心室が電気刺激に反応して、それから回復するまでに要する時間が長いという意味です。QT間隔が正常範囲を超えて延長している場合は、心室細動を合併しやすいことがわかっています。

ただし、QT延長の所見だけで、めまいや失神などの症状がないなら、あまり心配はいりません。

特に、健康診断などではコンピュータ自動診断機能付き心電計が普及したこともあって、微妙なものでも「QT延長」の判定が出ることがあります。ただし、再検査や精密検査の指示があったら、必ず受けて危険度を確認してください。

Q 経過観察といわれたら、心配のない不整脈なの？

A 「経過観察」という指示が出された場合は、現時点ではすぐに治療する必要はないということです。しかし、そのまま放っておいてよいわけでもありません。ほかの病気が出てくればリスクが高まることはありえます。また、より危険な不整脈に移行して治療が必要になる場合もあります。

1年に1回、あるいは医師の指示した間隔で心電図検査を受け、チェックを続けることが大切です。

脈が遅くなる「徐脈性不整脈」

血流が悪くなると息切れやだるさ、失神などが現れる

電気刺激が発生しなかったり途中で途絶えたりする

「徐脈性不整脈」とは、拍動のリズムが遅くなったり、一時的に止まったりして、1分間の心拍数が50回未満になるものをいいます。

徐脈性不整脈は、洞結節《どうけっせつ》からの電気刺激の発生が低下したり、電気刺激が途中で遮断されてうまく伝わらないために起こります。主なタイプは、洞結節の機能に異常があって起こる「**洞不全症候群**」と、伝導経路の障害で電気刺激が心房から心室へうまく伝わらなくなる「**房室ブロック**」に分けられます。さらに、房室ブロックの前兆ともいわれる「**脚《きゃく》ブロック**」、動脈硬化が関係する「**頸《けい》動《どう》脈《みゃく》洞《どう》過敏症候群**」などがあります。

徐脈性不整脈は、さらに細かいタイプの違いにより、あまり心配のないものからかなり危険なものまでに分かれます。

脳に十分な血液を送れなくて失神すると危険

徐脈性不整脈で拍動が少なくなると、心臓から送り出される血流量が

知っておきたい

中高年の失神の原因のひとつ 頸動脈洞過敏症候群

頸動脈の分岐部にある「頸動脈洞」は、血圧のセンサーの役割をしています。ここが圧迫され、迷走神経の過剰な反応で、さまざまな循環障害が起こるのが「頸動脈洞過敏症候群」です。心臓の拍動が抑制されて一時的な心停止が起き、めまいや失神の原因となることがあります。

高血圧や冠動脈疾患のある中高年の男性に多くみられ、動脈硬化が進行している人は要注意です。

減ります。軽度であればふだん症状はありませんが、体を動かしたときなどに**息切れ**や**だるさ**などの症状が現れます。さらに、一時的に心停止状態になり、脳に十分な血液が行き届かないと、**めまい**や**失神**が起こることがあります。

徐脈性不整脈そのものが突然死につながることはまれですが、失神が起こると、転倒によるけがや、車や機械類の運転・操作中の場合には命にかかわる重大な事故を引き起こす危険もあります。

徐脈性不整脈は高齢になると増える傾向がありますが、息切れやだるさ、めまいなどの症状があるときは年のせいにせず、一度検査を受けることが大切です。

徐脈性不整脈が起こるしくみ

洞結節の機能不全

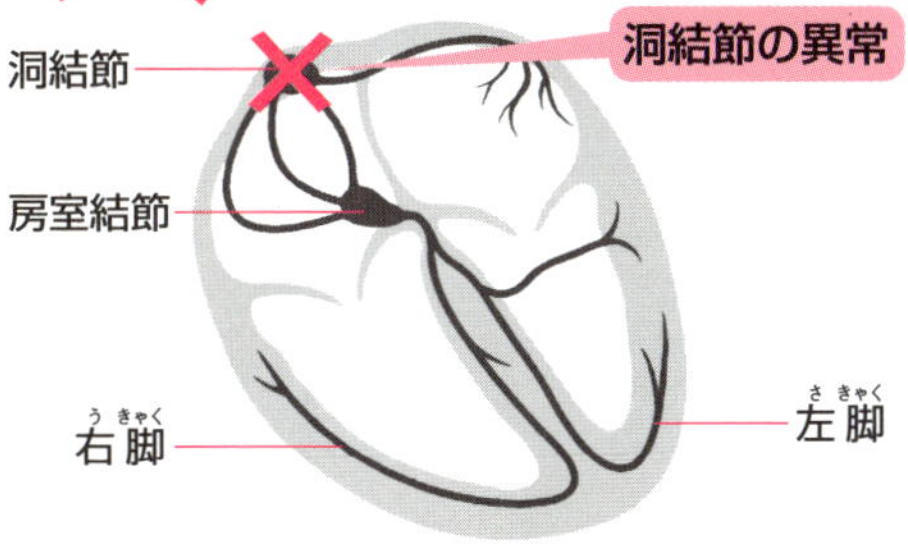

洞結節の働きに異常があり、電気刺激の発生が低下する。洞結節から電気刺激が発生されないと、房室結節や自動能をもつ心筋が代理で働く「補充収縮」が起こるが、補充収縮の電気刺激は不安定で届きにくく、回数も少ない。そのため、心拍数が減ったり、ときに一時停止したりする。

ブロック（伝導障害）

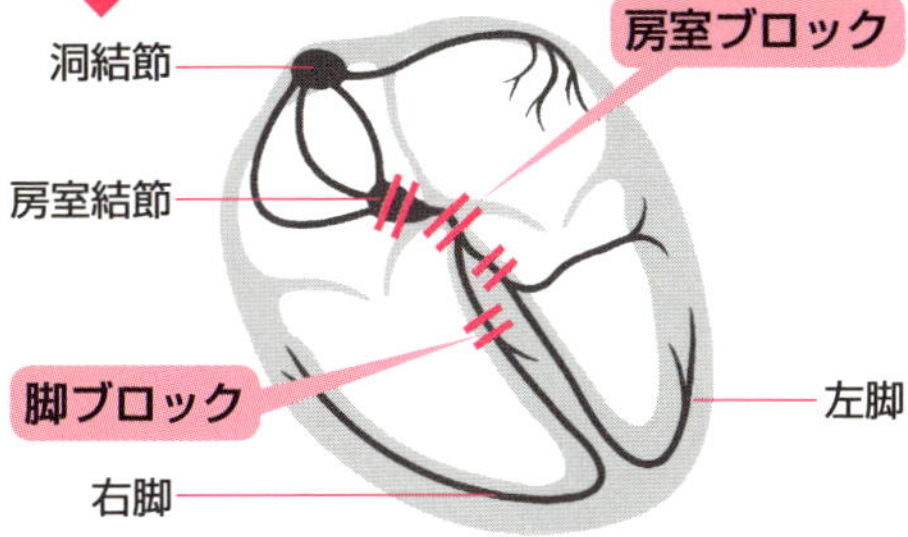

刺激伝導系のどこかで障害が起こり、電気刺激が途絶える。電気刺激が伝わらないため、心臓の収縮が遅くなったり、一時的に収縮が起こらなかったりすることがある。加齢による心筋細胞の変性や、心筋梗塞や心筋炎などの心臓病による心筋細胞の障害などが、ブロックの原因になることもある。

徐脈性不整脈①

洞不全症候群

心臓の状態

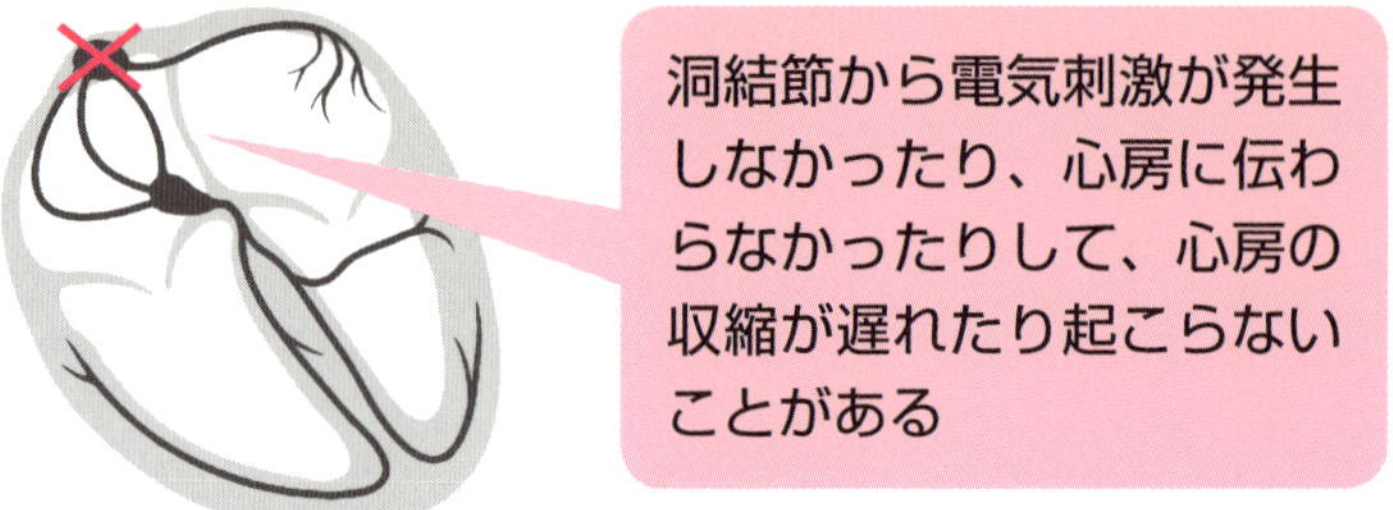
洞結節から電気刺激が発生しなかったり、心房に伝わらなかったりして、心房の収縮が遅れたり起こらないことがある

心電図の特徴

Ⅲ型の例

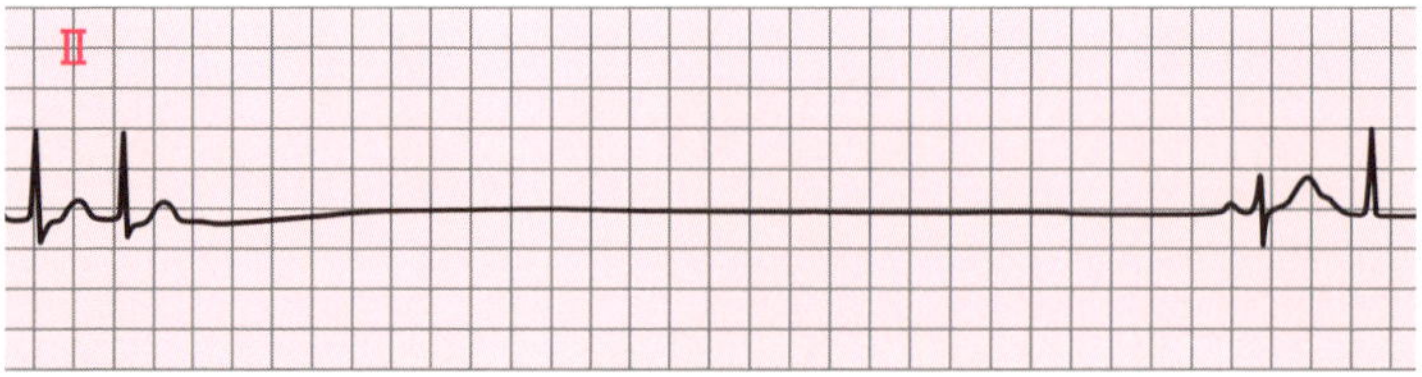

洞結節からの刺激が途絶えて、収縮の間隔が一時的に長くなっている。

脈の感じ方

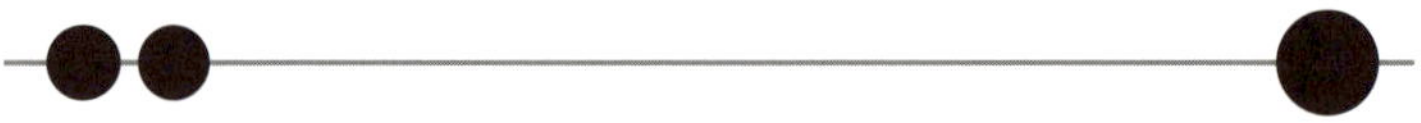
トクントクン
ドッキン

症状

軽度の場合は無症状

息切れ、疲れやすい、めまい、失神

リスク **失神**

命にかかわることは少ないが、一時的な失神を起こす

「洞不全症候群」は心臓を動かす電気刺激を発生する「**洞結節**《どうけっせつ》」**の機能に異常**が生じて、**徐脈**やときに**心停止**をきたすものです。洞結節からの電気刺激の発生が低下したり、洞結節で発生した電気刺激が周囲の心房に伝わらなかったりして、拍動が減ります。

洞不全症候群は重症度からⅠ～Ⅲ型に分けられ、Ⅰ型の「**洞性徐脈**」、Ⅱ型の「**洞停止**」「**洞房ブロック**」、Ⅲ型の「**徐脈頻脈症候群**」などのタイプがあります（左ページの表）。

高齢者に多い不整脈で、多くは原因不明ですが、狭心症・心筋梗塞、心筋症、高血圧などの病気、薬の副

薬の副作用

頻脈性不整脈の治療に使われる「抗不整脈薬」や、高血圧の治療に用いられる「降圧薬」などの副作用によって、徐脈が起こることがあります。

作用（上段）がかかわることもあります。

主な症状としては、心臓から送り出される血流量が減少すると、ちょっと体を動かしただけで**息切れ**がしたり、**疲れやすく**なったりする心不全症状が現れます。また、３秒以上の心停止が起こると、脳の血流が不足して、**めまい**や**失神**を起こすこともあります。軽度の場合は、**無症状**のことも少なくありません。

心不全や失神が起きていれば治療を行う

特に症状がない人は、治療の必要はありません。しかし、洞結節の機能は加齢に伴って低下するので、経過観察のために定期的に診察を受けることが大切です。

心不全症状や失神がある場合は、治療が必要です。**植込み型ペースメーカーによる治療**（p106）が一般的です。なお、徐脈頻脈症候群ではペースメーカーを植込んだうえで、頻脈性不整脈の治療を行います。

即効性のある治療が必要な場合は薬も使いますが、徐脈性不整脈に対する**薬物療法**（p86）は副作用も多いため、慎重に行われます。

洞不全症候群のタイプ

Ⅰ型　**脈が遅い**

洞性徐脈

洞結節からの電気刺激の発生が低下した状態。規則正しく遅いリズムの脈が持続する。症状がない場合は放っておいても問題ない。

Ⅱ型　**一過性の心停止が起こる**

洞停止

洞結節からの電気刺激の発生が一時的に止まる状態。

洞房ブロック

洞結節で発生した電気刺激が心房に伝わらない状態。
この２つは、心電図上では波形が似ており、区別がつかないこともある。

Ⅲ型　**高度な心停止が起こる**

徐脈頻脈症候群

徐脈と頻脈を交互に繰り返す。多くは心房細動や心房粗動の発作がおさまるときに、心停止が起こる。

徐脈性不整脈②

房室ブロック

心臓の状態

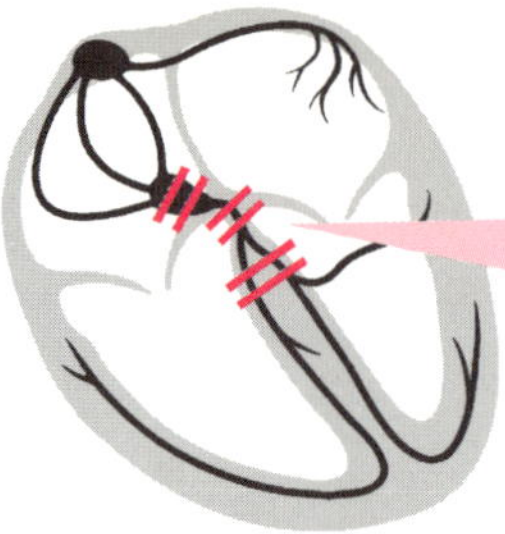

房室結節以下の電気刺激の伝導が遮断されて、心室の収縮が遅れたり起こらなかったりする

心電図の特徴

Ⅲ度房室ブロックの例

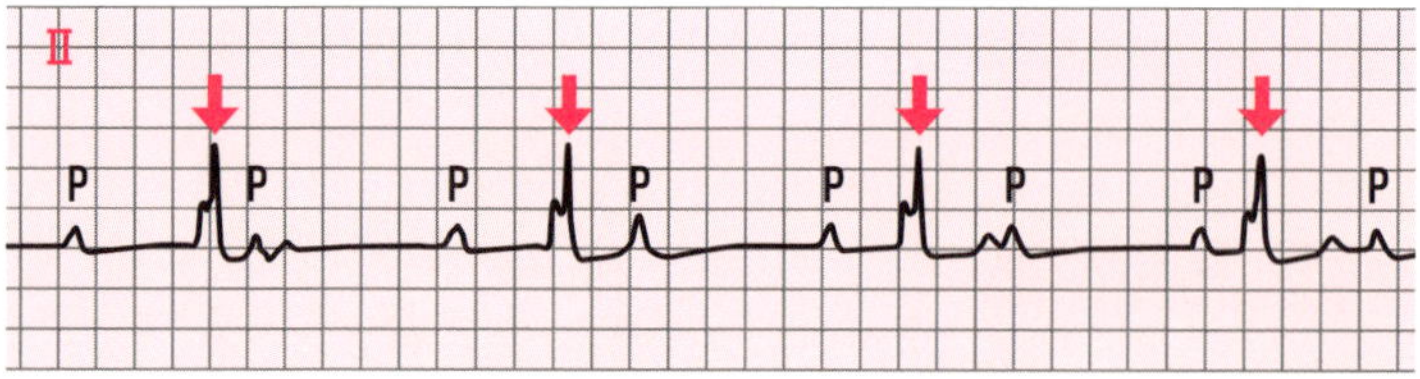

心房の興奮を示すP波と心室の興奮を示すQRS波が解離し、P波は一定の間隔でみられるが、QRS波（矢印、補充収縮）はずれて現れる。

脈の感じ方

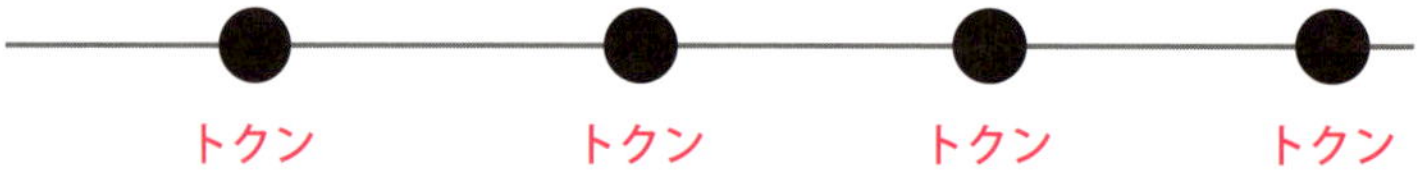

症状

動悸、不全症状（息切れなど）、めまい、失神

リスク　**失神**

伝導障害の程度とタイプによって治療の必要性が違う

心臓が収縮するのは、洞結節《どうけっせつ》で発生した電気刺激が、房室結節やヒス束《そく》を経由し、右脚《うきゃく》・左脚《さきゃく》を経て心室に伝えられることによります。

　このように、心房から心室へ電気刺激が伝わることを「房室伝導」といいます。房室ブロックとは、主に心房と心室の中継点である房室結節やヒス束周辺が何らかの原因で障害され、**房室伝導が遮断される**状態のことです。房室ブロックは、その重症度によってⅠ度～Ⅲ度に分類されています（左ページの表）。

　Ⅰ度は心室への伝導に時間がかかるだけで、症状もほとんどありません。**Ⅱ度は時折、心房から心室への**

伝導が途絶えて、脈がとぶようになります。**Ⅲ度は心房からの電気刺激が心室に全く伝わらない**状態（完全房室ブロック）で、補充収縮（上段）が現れます。

Ⅱ度の一部とⅢ度の房室ブロックでは、十分な拍出量を保てなくなって**息切れやめまい**が起きたり、ときに**失神**することもあります。

房室ブロックの原因は、Ⅰ度では迷走神経の過剰な緊張が多く、Ⅱ度のモービッツⅡ型やⅢ度では、心臓の基礎疾患が関係している場合が多くなります。

Ⅱ度、Ⅲ度ではペースメーカー治療を検討

Ⅰ度の房室ブロックは治療の必要はありません。

Ⅱ度の場合、ウェンケバッハ型はめまいや失神がなければ**経過観察**で大丈夫ですが、モービッツⅡ型では突然の心停止が起こるおそれがあるので、**ペースメーカーの植込み**を検討します。

Ⅲ度の場合は、原則としてペースメーカー治療が必要です。

補充収縮

心臓は電気刺激が伝わってこないとき、自動能をもつ部位の心筋が電気刺激を発生させるしくみがあります。これが補充収縮です。ただ、末梢側で起こるほどうまく働かず、めまいや失神、心不全が起こりやすくなります。

房室ブロックの程度とタイプ

Ⅰ度……伝導が遅くなる

心房から心室へ電気刺激が伝わるのに、正常時より時間がかかるタイプ。多少遅れるが、伝導するので心拍数に影響はない。

Ⅱ度……ときどき伝わらない

房室結節でブロックが起こる「ウェンケバッハ型」と、ヒス束以下でブロックが起こる「モービッツⅡ型」がある。前者は心房から心室への伝導時間が徐々に延び、いったん途絶えるが回復するもの。後者は伝導時間には変化がないが、いきなり伝導が途絶え、その後、回復するタイプ。

Ⅲ度……全く伝わらない

「完全房室ブロック」ともいう。心房から心室への電気刺激の伝導が完全に途絶える。心室で補充収縮が起こると、心房と心室がそれぞれ勝手に収縮する。

徐脈性不整脈③

脚ブロック

心臓の状態

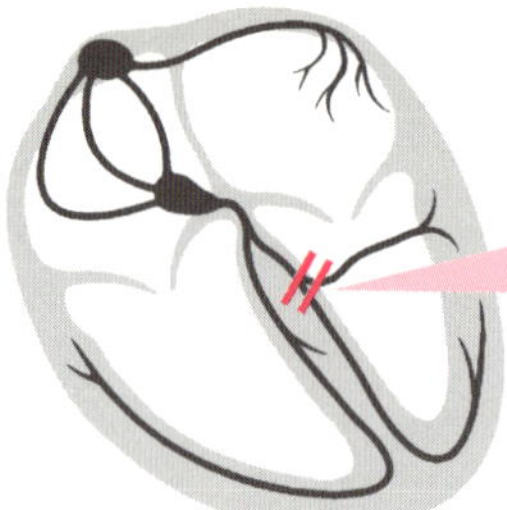
心室に電気刺激を伝える「脚」が遮断され、左右の心室の収縮にズレが生じる

心電図の特徴

右脚ブロックの例

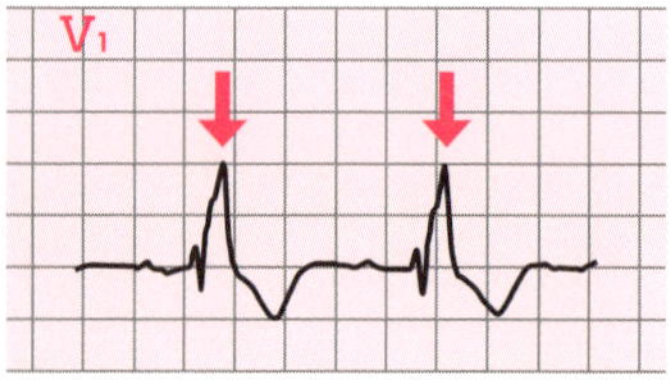

左脚ブロックの例

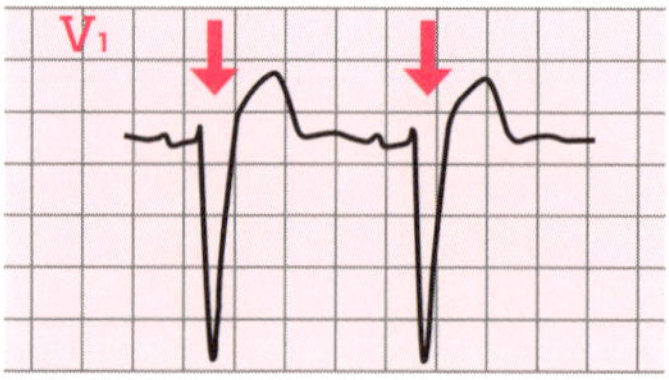

心室に電気刺激が伝わるのに時間がかかるため、幅の広いQRS波（矢印）が現れる。

脈の感じ方

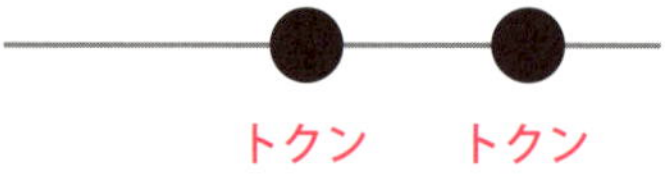

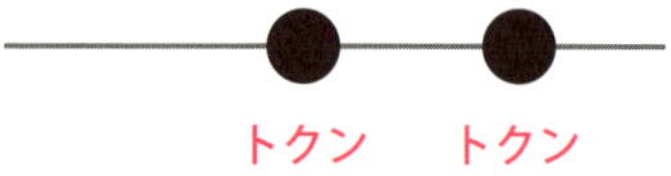

症状

3本中1～2本の遮断なら：**無症状**

3本すべてが遮断されると：**房室ブロック（p72）の症状**

脚ブロックだけなら、ほとんどは治療不要

刺激伝導系の「脚《きゃく》」には心室に電気刺激を伝える役割があり、右心室側の右脚《うきゃく》、左心室側の左脚《さきゃく》、さらに左脚は左脚前枝と左脚後枝に分かれています。脚ブロックとは、**この3本の脚のどこかで伝導が遮断される**ものです。このうちいずれかの脚ブロックが起こっても、ほかの2本が働きを補うので大きな問題は生じません。3本すべてが遮断されると房室ブロック（p72）と扱われます。

右脚ブロックだけで、原因となる病気がなければ、特に治療は必要ありません。**左脚ブロック**は心臓病などの基礎疾患がある場合が多いので、その診断と治療が大切です。

ここが聞きたいQ&A

徐脈性不整脈のリスクとは？

Q 脈拍数が50回未満だと病気ですか？

A 脈拍数が50回未満だと「徐脈」とはいわれますが、みな病的なものというわけではありません。健康な人でも睡眠中に脈拍数が減りますし、スポーツ選手などの心肺機能が高い人では心拍数が非常に少ないこともあります。運動時など、必要なときに増えていれば問題ありません。

ただし、脈拍数が少ない人で、息切れやだるさ、失神などの症状があったら、受診してください。

Q 3秒も心臓が止まっていることがあったのに、「治療は不要」とは？

A 徐脈性不整脈は、頻脈性不整脈に比べて突然死に直結するタイプの不整脈ではありません。

そのため、治療が必要かどうかの判断は、主に症状やその程度によります。めまいや失神など、意識の消失によってけがをしたり、重大な事故を起こしたりする危険があるときは、命にもかかわるため治療が必要と判断されます。また、息切れや体のだるさなどの心不全症状があるときも治療の対象となります。

しかし、特に症状がない場合はすぐに治療を行わず、経過観察することがほとんどです。したがって、3秒間心臓が止まっていたことがあったとしても、危険な症状が現時点で現れていなければ、治療は不要といわれることがあるのです。

1年に1回程度、定期的に検査を受け、気になる症状が現れたときはすぐに受診しましょう。

Q 「房室ブロック」で症状はありませんが、突然、心臓麻痺が起きたりする？

A 房室ブロックは、重症度によってⅠ度～Ⅲ度に分類されています。このうち、Ⅰ度とⅡ度のウェンケバッハ型では、症状がないことも多く、治療は必要ありません。

モービッツⅡ型とⅢ度の房室ブロックでは、めまいやふらつき、失神が起こることがあり、こちらは治療が不可欠です。

症状がないのであれば、おそらくⅠ度かⅡ度のウェンケバッハ型と考えられ、いきなり心停止で倒れるような危険は少ないといえます。一度詳しい検査を受けて、房室ブロックのどのタイプで、重症度はどうかを確認しておくとよいでしょう。

失神は原因の鑑別が重要

いちばん多いのは神経調節性失神

失神とは、何らかの原因で生じた急速な血圧低下による一過性の脳虚血によって起こります。つまり、脳が一時的に血流不足になって、意識を失うことですが、不整脈の症状のなかでは特に重視されています。

なぜなら、失神は致死性の不整脈で現れる症状だからです。したがって、失神を起こした場合は、受診して原因を調べる必要があります。

失神の原因で最も多いのは神経反射による、「神経調節性失神」です。長時間立ちっぱなしのときや、ストレスや痛みがあるとき、排便・排尿、せきなどによる自律神経の変動で一時的な血圧低下が起こったときにみられ、徐脈を伴います。この場合は、病気がないことが前提です。

不整脈以外にもさまざまな病気で起こる

失神を起こす病気には上のようにさまざまなものがあり、鑑別には、失神以外の症状が重要な手がかりになります。不整脈による失神は一過性で、ほかの症状を伴わないのが特徴です。しばしば目の前が真っ暗になるようなめまい（眼前暗黒感）に引き続いて起こります。

一方、脳梗塞などの脳血管障害では麻《ま》痺《ひ》やしびれなどの神経症状が、てんかん発作ではけいれんを伴うことが鑑別のポイントとなります。

失神の主な原因

神経反射（神経調節性失神）

- **血管迷走神経反射**
  ストレスや痛み、精神的ショックなどによる
- **起立性低血圧**
  長時間の起立
- **状況失神**
  排尿・排便、せきなど
- **頸動脈洞《けいどうみゃくどう》過敏**

心臓の病気

- **不整脈**
  心室細動、心室頻拍、洞不全症候群、房室ブロックなど
- **器質的心疾患**
  大動脈弁狭窄《きょうさく》、肥大型心筋症、虚血性心疾患など

脳神経疾患、精神疾患

- **脳血管障害**
- **てんかん**
- **ヒステリー**

薬剤性

第4章

不整脈の治療法① 薬物療法

不整脈の薬物療法は、主に頻脈性不整脈に対して行われ、発作の予防や症状の改善をはかる薬、脳梗塞などの合併症を予防するための薬などが用いられます。自分が使うのはどのような薬なのかを知っておきましょう。

どんな場合に薬物療法を行うのか

不整脈のタイプによって薬の必要性は違ってくる

薬が用いられるのは主に頻脈性不整脈

不整脈の治療法は、「薬物療法」と「非薬物療法」の2つに大きく分けられます。非薬物療法とは、カテーテル治療やペースメーカーなどの機器を用いる治療などです。

不整脈に対しては、この2つのどちらかの治療法を選択するのですが、まずは、心臓病など何らかの病気が不整脈の原因であることがわかっており、治療が可能なときはその治療が優先されます。

原因不明のものや原因疾患の治療が困難なものは、不整脈そのものに対する治療を行います。このとき、薬よりも非薬物療法が有効な場合は、そちらが第一選択となります。

では、薬物療法が行われるのはどのような場合でしょう。

不整脈は、「期外収縮」「頻脈性不整脈」「徐脈性不整脈」の3つに大きく分類され、そのタイプによって薬の必要性も目的も違ってきます（左ページの表）。このなかで、薬物療法が行われるのは主に頻脈性不整脈です。

ここが聞きたい

Q 薬をのんでも不整脈は治らない？

A 薬物療法で用いる薬は、いずれも不整脈そのものを根治できるものではありません。不整脈を起こりにくくしたり、不整脈による症状を抑えたりするのが目的です。

したがって、不整脈の原因が解消しない以上、薬をやめれば再び不整脈が起こることがあります。しかし、原因となっている病気を治療し、状態を改善できれば、根治に近づけることも不可能ではありません。

不整脈のタイプによる薬物療法の基本

	期外収縮	頻脈性不整脈	徐脈性不整脈
適応	・自覚症状が強く、日常生活に支障がある	・不整脈が続いている ・自覚症状が強い	・一過性のもの ・ペースメーカー植込みまでのつなぎ
目的	・自覚症状による苦痛の軽減 ・期外収縮の抑制	・発作を抑える ・合併症を予防する	・症状を緩和する（効果は限定的）
使い方	・継続的に服用	・継続的に服用 ・発作時に頓服	・一時的に服用

命にかかわる、生活に支障がある場合は必要になる

頻脈性不整脈の治療は薬物療法が中心になりますが、すべての人に薬が必要なわけではありません。まず対象となるのは、**放置すると発作によって命にかかわるものや、脳梗塞などの重大な合併症を招く危険性が高い不整脈**です。これらは治療が不可欠です。また、命にかかわらないものでも**症状によって本人が苦痛を感じ、生活に支障をきたしているとき**は薬物療法の対象になります。

なお、期外収縮でも症状により、苦痛が大きい場合は薬を用います。

徐脈性不整脈ではペースメーカーが第一選択になることが多く、薬は一時的に使用するのが一般的です。

ここが聞きたい

Q 継続してのむ薬は一度始めたらやめられない？

A 薬をずっとのみ続けることに抵抗がある人もいるかもしれませんが、不整脈の発作を繰り返す人や発作によって命にかかわる人、重大な合併症を招く危険が高い人は、服用を続けることが大切です。

ただし、命にかかわるリスクが少なく、発作の頻度も低い場合は、主治医と相談して一時的に薬をやめたり、服用方法を調節したりすることができます。いったん服用を中止して様子をみたうえで、発作のときだけ頓服する方法に切り替えられることもあります。

ただし、自分で勝手に服用法を変えるのは危険なのでやめてください。

発作を予防し、症状を改善する抗不整脈薬

不整脈のタイプなどに応じて薬を使い分ける

拍動のリズムを安定させる薬

不整脈に対する治療に用いられる薬を「抗不整脈薬」といいます。

抗不整脈薬には「ナトリウムチャネル遮断薬」「カリウムチャネル遮断薬」「カルシウム拮抗薬」「β《ベータ》遮断薬」などがあり、不整脈のタイプや症状などに応じて使い分けられます。

これらのうち、ナトリウムチャネル遮断薬とカリウムチャネル遮断薬には、異常な興奮の源や、心筋を旋回し続ける電気的興奮を抑えることで拍動のリズムを安定させる働きがあります。

ナトリウムチャネル遮断薬

心臓の拍動は、洞結節《どうけっせつ》で電気刺激が発生し、それが刺激伝導系を伝わることで起こります。そのしくみは、電解質のイオンがチャネルという専用通路から心筋細胞に出入りすることによりコントロールされています。

心臓の刺激伝導系では、部位や状態によって出入りしやすいイオンの種類が異なります。ナトリウムチャネルとはナトリウムイオン専用の通

知っておきたい

薬にはいくつもの呼び方がある

薬には、作用や効能などによる「分類名」、有効成分を示す「一般名」、製薬会社がつけた「製品名（商品名）」という3つの名前があります。

本書の文中では、基本的に分類名や一般名で解説しています。薬局でもらう薬の説明書や「お薬手帳」に記載されているのは、通常、製品名です。

自分の使っている薬の一般名、分類名については、巻末の対応表を参照してください。

主な抗不整脈薬の作用

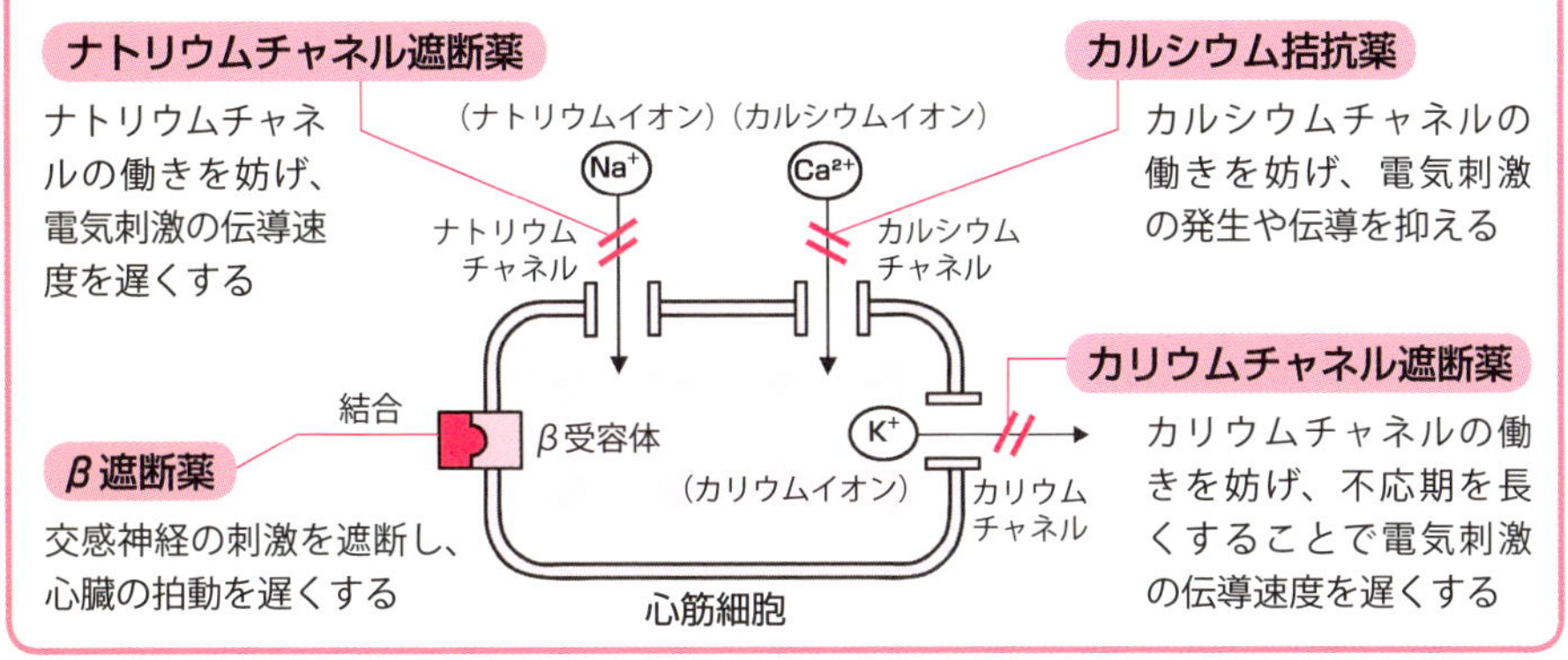
ナトリウムチャネル遮断薬
ナトリウムチャネルの働きを妨げ、電気刺激の伝導速度を遅くする
カルシウム拮抗薬
カルシウムチャネルの働きを妨げ、電気刺激の発生や伝導を抑える
（ナトリウムイオン）
（カルシウムイオン）
Na+
Ca2+
ナトリウムチャネル
カルシウムチャネル
カリウムチャネル遮断薬
カリウムチャネルの働きを妨げ、不応期を長くすることで電気刺激の伝導速度を遅くする
結合
β受容体
K+
（カリウムイオン）
カリウムチャネル
β遮断薬
交感神経の刺激を遮断し、心臓の拍動を遅くする
心筋細胞

路で、主に心室や心房の心筋にあります。

ナトリウムチャネル遮断薬には、ナトリウムチャネルの働きを妨げて、**心筋細胞での電気刺激の発生や心筋細胞間の伝導を抑える作用**があります。心筋の異常な興奮を抑えて、速すぎる心臓の拍動を遅くする効果があります。

そのため、**発作性上室頻拍や心房細動といった頻脈性不整脈**や、**期外収縮**の治療に用いられています。

●副作用・使用上の注意

電気刺激の伝導速度が遅くなることで、かえって不整脈を起こすことがあります（下段）。また、心機能を低下させることがあり、慢性心不全を誘発したり、心室頻拍や房室ブロックなどの不整脈を起こしたりする

アドバイス

ナトリウムチャネル遮断薬、カリウムチャネル遮断薬は副作用が強いが、薬が合えば不整脈を抑えられる

ナトリウムチャネル遮断薬は、心電図のQRS波の延長を招いて心室頻拍を起こすことがあります。また、カリウムチャネル遮断薬でもQT間隔の延長を招き、トルサード・ド・ポワンツを起こすことがあります（p82）。このように抗不整脈薬が不整脈を誘発することを「催不整脈作用」といいます。そのため、薬の使用は慎重に検討する必要がありますが、うまく合えば非常にすぐれた効果を発揮するのも事実です。

服用中は定期的な心電図検査を受け、「めまい」や「息苦しい」などの症状があったらすぐに受診してください。

ことがあります。

薬の種類によっては口の渇き、尿の出が悪くなる、緑内障の悪化などの副作用が出ることもあります。

カリウムチャネル遮断薬

カリウムチャネルを遮断することで、**心筋細胞が興奮できない「不応期（p50）」を延長させる働き**があります。不応期が長くなると電気刺激が伝わる間隔も長くなり、速いリズムで起こっている拍動を抑えることができます。この作用により、**心室頻拍や心房粗動**、**心房細動**などの治療に用いられています。

●副作用と使用上の注意

不応期が長くなると心電図のQT間隔の延長にもつながり、トルサード・ド・ポワンツが起こりやすくなることがあります。利尿薬を服用している人の使用も、低カリウム血症を招くおそれがあります。

また、心室頻拍、房室ブロック、肝障害などが起こることもあります。

症状を抑え、心拍数を調節する薬

頻脈性不整脈のなかには、心拍数が多いために症状が強く現れるタイプもあります。そこで、心室に伝わる電気刺激を抑えることで、心拍数を減らす作用があるカルシウム拮抗薬やβ遮断薬がよく用いられます。心臓のポンプ機能の正常化を目指す治療で、頻脈による症状も楽になります。そのほか、心拍数を減らす効果がある「代謝賦《ふ》活《かつ》薬」や「ジギタリス薬」を使うこともあります。

知っておきたい

副作用によるトルサード・ド・ポワンツ

トルサード・ド・ポワンツとは、QT間隔の延長時に出現する頻拍で、普通の心室頻拍以上に心室細動に移行して突然死につながる危険性が高いため注意が必要とされます（p63）。

不整脈の治療薬のうち、不応期を延長させるタイプの薬は、QT間隔の延長を促し、トルサード・ド・ポワンツを起こす危険性が高いことがわかっています。そのため、QT間隔を延長させるほかの薬との併用は避けるのが原則です。

慢性心不全のある人で利尿薬を服用している場合は、QT間隔を延長させるカリウムチャネル遮断薬の使用は避けることになっています。

抗不整脈薬の種類と特徴

	分類名	主な作用	主な副作用
拍動のリズムを安定させる薬	ナトリウムチャネル遮断薬	心筋細胞間で電気刺激が伝わるのを防いで拍動を抑える。心筋細胞からの異常な電気刺激の発生を抑制する作用もある。	・心臓の収縮力低下 ・催不整脈作用（QRS幅延長による心室頻拍）
	カリウムチャネル遮断薬	不応期を延長させ、電気刺激が伝わる間隔を長くして、拍動を抑制する作用がある。	・QT間隔延長によるトルサード・ド・ポワンツ ・心室頻拍、房室ブロック ・肝障害など
症状を抑え、心拍数を調整する薬	カルシウム拮抗薬（カルシウムチャネル遮断薬）	洞結節からの電気刺激の発生、房室結節での伝導を抑える作用がある。心房細動による心室の収縮、発作性上室頻拍に効果的。	・心臓の収縮力低下 ・徐脈 ・降圧薬との併用で過剰な血圧低下
	β遮断薬	交感神経からの刺激を遮断することで、心臓の興奮を抑えて心拍数を低下させる作用がある。ストレスや労作により発生する心房細動に有効。	・心不全、血圧低下 ・徐脈、房室ブロック ・気管支ぜんそくがある人では発作の誘発
	ジギタリス薬	房室結節での電気的興奮の伝導を抑えることから、心拍数の抑制に効果がある。心不全を合併している人によく用いられる。	・ジギタリス中毒による催不整脈作用（心室期外収縮、心室頻拍、心室細動など） ・低カリウム血症で要注意
	代謝賦活薬（ATP）	洞結節からの電気刺激の発生や房室結節での伝導を抑制して、拍動を抑える。発作性上室頻拍の発作時に注射薬が用いられる。	・急速静脈注射による嘔吐《おうと》や頭痛、血管拡張による熱感など
徐脈性不整脈の薬	副交感神経遮断薬	心拍数を減らすように働く副交感神経の働きを抑えることで、心拍数を多くする。	・唾液《だえき》の分泌低下による口の渇き
	β刺激薬	交感神経から刺激を受け取る心筋のβ受容体を刺激し、心臓の拍動を促して心拍数を増やす作用がある。	・動悸《どうき》 ・心筋の酸素不足による狭心症や心筋梗塞の悪化

カルシウム拮抗薬

カルシウム拮抗薬は、「カルシウムチャネル遮断薬」ともいいます。

カルシウムチャネルは、主に電気刺激を発する洞結節と、刺激伝導の中継点となる房室結節で働いています。カルシウム拮抗薬はこれら**カルシウムチャネルの働きを抑制し、心拍数を減らす**ことから、**心房細動や発作性上室頻拍の発作予防**によく用いられています。

また、カルシウムチャネルは血管にもあって、遮断すると血管が拡張するため、高血圧や狭心症の治療に広く使われています。

●副作用と使用上の注意

血圧低下、動悸《どうき》、頭痛のほか、徐脈や房室ブロックが起こることがあります。特にβ遮断薬の併用時には房室ブロックに注意が必要です。

β遮断薬

頻脈性不整脈には興奮時や運動時など、交感神経の働きが優位になったときに起こりやすいものがあります。そういうときにはノルアドレナリンという物質が放出されて心筋のβ受容体に結合し、心臓の収縮力が増して心拍数も増加しています。

β遮断薬はノルアドレナリンよりも先に受容体と結合し、**心臓の働きを抑えて心拍数を減らします**。特に、**心機能の低下している人**は、心不全の悪化を防いで心臓を守るために使うべき薬とされています。

●副作用と使用上の注意点

交感神経が過剰に抑えられると徐

知っておきたい

薬には分類名の主作用以外の作用もある

抗不整脈薬には、薬の分類名で示された主作用のほかにも、さまざまな作用があります。たとえばナトリウムチャネル遮断薬のなかにも、カリウムチャネル遮断作用を併せもつもの、β遮断作用も併せもつものなどがあり、そうした特性に伴って副作用も違ってきます。

そこで提唱されているのが「シシリアン・ガンビット」という抗不整脈薬の新しい分類です。この分類では、薬ごとにイオンチャネルや各受容体への作用などが一覧表になって、特性が総合的に把握できるようになっています。個々の患者さんにとって最も有効な薬を選びやすくなると考えられています。

脈になり、房室ブロックを起こすことがあります。心機能が低下している人は少量から慎重に用います。

なお、気管支ぜんそくの人は発作を誘発しやすいため、使えません。

ジギタリス薬

副交感神経の働きを高め、房室結節での伝導を抑える働きがあることから、**心房細動が起こった際の心拍数の抑制**に用いられます。

●副作用と使用上の注意

ジギタリス中毒による催不整脈作用に注意が必要で、心室期外収縮、心室頻拍、心室細動などを起こすことがあります。

代謝賦活薬

カルシウムチャネルの働きを抑え、洞結節からの電気刺激の発生と、房室結節での刺激の伝導を抑制して、心拍数をコントロールします。
ATPという注射薬が主に**発作性上室頻拍の発作時**に用いられます。

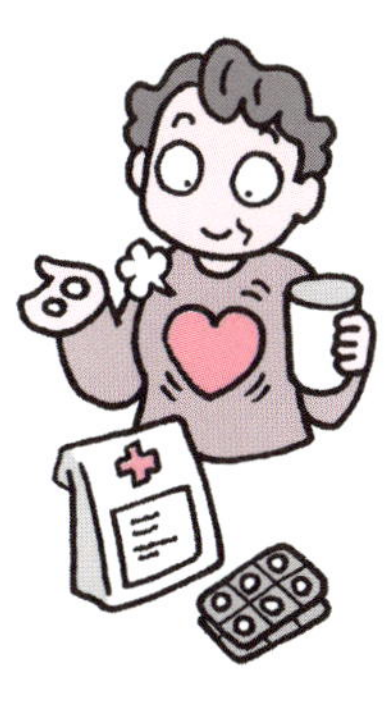

抗不整脈薬は頓服する方法もある

不整脈の薬は毎日続けて服用するのが基本ですが、場合によっては発作や症状が現れたときだけ頓服する方法もあります。

代表的なのが、発作がたまにしか起こらない発作性心房細動に対する治療です。これは発作が起こったときだけ頓服する方法ですが、服用する量に特徴があります。通常の1回分の量ではなく、1日分の投与量を一度に服用するのです。一度にそんなに服用して大丈夫だろうかと思うかもしれませんが、心配はいりません。副作用に関しても、継続して服用した場合よりむしろ少ないとされています。

しかも、この方法のほうが心房細動を止める効果も高いことが明らかになっています。

年に数回しか発作が起こらない人の場合、毎日継続して服用するより効果も高く、患者さんへの負担も少なくてすみます。

ただし、もし頓服しても発作がおさまらないときは、すぐに受診してください。

●副作用と使用上の注意

急速に静脈注射で投与することにより、一時的に吐き気がしたり、全身がカーッと熱くなったりします。

徐脈性不整脈の薬

徐脈性不整脈の治療の中心は、ペースメーカーの植込みです。そのため、薬物療法は手術までの一時的なつなぎであったり、特に原因のない一過性の徐脈に対して行われたりするのがほとんどです。患者さんが高齢であったり、持病などの影響でペースメーカー治療ができない場合に行われることもあります。

治療に用いられる薬は、心臓の拍動を促す作用があるものです。

●副交感神経遮断薬…心臓の拍動を抑え、心拍数を減らす働きがある副交感神経の「ムスカリン受容体」に作用して、その働きを遮断します。

●β刺激薬…心筋細胞の「β受容体」を刺激し、心臓の拍動を促す働きがあります。心臓のポンプ機能を高めるため、副作用として動悸が起こることがあります。

その他の薬

不整脈の発生に影響している基礎疾患の治療薬も必要です。高血圧の場合は**ACE阻害薬**や**アンジオテンシンⅡ受容体拮抗薬**（ARB）などが、脂質異常症の場合は**スタチン製剤**などがよく用いられます。

また、不整脈の自覚症状によって不安や不眠があるときは、**抗不安薬**や**睡眠導入薬**が処方されることもあります。

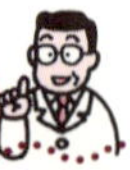

アドバイス

不整脈の原因となっている病気の治療を十分に行う

不整脈のなかには、高血圧、糖尿病、狭心症・心筋梗塞、慢性心不全、甲状腺機能亢進《こうしん》症などの病気が原因になっているものもあります。

このように病気が関係している場合は、その治療をしっかり行い、良好な状態にコントロールすることが不整脈の改善につながります。病気と不整脈は別物と考えている患者さんも多いのですが、そうではありません。原因となっている病気をきちんと治療することが先決です。

不整脈がなかなか改善されないときは、原因の病気の治療を見直す必要があります。主治医とよく相談してみましょう。

ここが聞きたいQ&A

不整脈の薬で心配なこと、気になること

Q 不整脈の薬の副作用で起こる不整脈って？

A 「催不整脈作用」といって、薬の副作用で不整脈が起こることがあります。特定の薬ではなく、多少の差はあるものの、ほとんどの不整脈の薬で起こりえます。

頻脈を抑える薬で徐脈になったり、徐脈の薬で頻脈になったりすることもあります。また、別のタイプの不整脈を誘発するケースもあります。

なかでも要注意なのが、「QT間隔延長」といわれる状態です。この影響で心室頻拍を起こすと、命にかかわります。QT間隔延長には自覚症状がなく、発見が難しいのですが、いつもと違う「めまい」や「胸苦しさ」が現れたら、すぐに受診しましょう。

Q 弱い薬なら副作用も少ない？

A 確かにナトリウムチャネル遮断薬など、頻脈を抑える作用が強力な薬のほうが、副作用が現れやすい傾向はあります。ただし、併せもつ作用によって起こる副作用も異なり、何がどれだけ問題になるかは、患者さん側の要因によっても違います。

どんな薬にも副作用があります。だからこそ、得られる効果と副作用のリスクを考え合わせて、薬の使用を検討することが大切になるのです。

Q 発作が起きたときの頓服薬は発作がおさまらなかったらまたのんでよい？

A まず、頓服薬としてのむのは、医師から「発作が起こったら、この薬をのんでください」といわれたものに限ります。のんでも発作がおさまらなかった場合、その発作に効くとわかっている薬であれば、追加が認められることもあります。

ただし、何度も続くときは薬が効きにくくなっていることが考えられます。追加することが増えたときは、必ず主治医に報告しましょう。

Q 一般名処方になったが、ジェネリック薬でも同じ？

A 処方箋が一般名の場合は、ジェネリック薬を選ぶこともでき、医療費の負担が軽減されます。ただ、ジェネリック薬は主成分が同じでも、ほかの添加物は製薬会社によって異なり、全く同じ薬ではありません。人によっては効果や副作用の現れ方が異なる可能性もあります。

脳梗塞を予防するための抗凝固薬

心房細動では心臓内でつくられる血栓の予防が重要課題

血液を固まりにくくする薬で血栓を予防する

心房細動があると、心臓内で血液がよどみ、**血栓**ができやすくなります。その血栓が流れていき、脳の血管を詰まらせると「**心原性脳塞栓症**」という、脳梗塞の原因になります。

心臓でできる血栓はサイズが大きくなりがちで、脳の太い血管に詰まることが多いため、心原性脳塞栓症は、梗塞の範囲が広く、重症化しやすいのが特徴です。

そのため心房細動の治療では、血液を固まりにくくして血栓を予防する「抗凝固療法」が重要です。この場合、心房細動の自覚症状があるかどうかは関係ありません。たとえ自覚症状がなくても、リスクが高い人は抗凝固薬の服用が必要になります。

抗凝固療法に用いられる内服薬としては、従来から使われているワルファリンと近年登場した新薬があります。

長く唯一の抗凝固薬だったワルファリン

ワルファリンは、**ビタミンK**の働

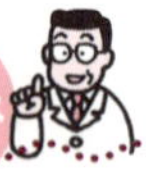

アドバイス

アスピリンでは心原性脳塞栓症は防げない

血栓を防ぐ薬には、アスピリンに代表される「抗血小板薬」もありますが、抗血小板薬では心原性脳塞栓症は予防できません。その理由は血栓の成分の違いです。動脈でできる血栓は血小板が主体ですが、心房細動などにより心臓内でできる血栓はフィブリン線維が主体です。この血栓には抗血小板薬では効果がないので、抗凝固薬が必要なのです。

きを阻害することで、血液を固まらせる凝固因子がつくられないようにする薬です。

ワルファリンはつい最近まで血栓予防に使える唯一の抗凝固薬でした。約50年もの長きにわたり使われてきた実績があり、現在も抗凝固療法では中心的な薬ですが、服用に関して煩雑な面があるのも事実です。というのも、薬の効き方に個人差が大きく、効果に影響を与えるものが多いため、微妙な服用量の調節が必要となるからです。

ワルファリンは効きすぎると消化管出血や脳出血などの危険な副作用が起こることがあります。そのため、血液を固まりにくくしつつ、副作用を防ぐ適切な服用量を割り出さなくてはなりません。その目安となるのが、血液の固まりやすさの指標である**PT-INR値**です。ワルファリンを服用している患者さんは定期的に通院し、採血をしてPT-INR値を調べます。一般に、PT-INR値が2.0〜3.0（70歳以上の場合は1.6〜2.6）を目安に服用量を調節することになっています。

PT-INR値と脳梗塞・脳出血の危険性

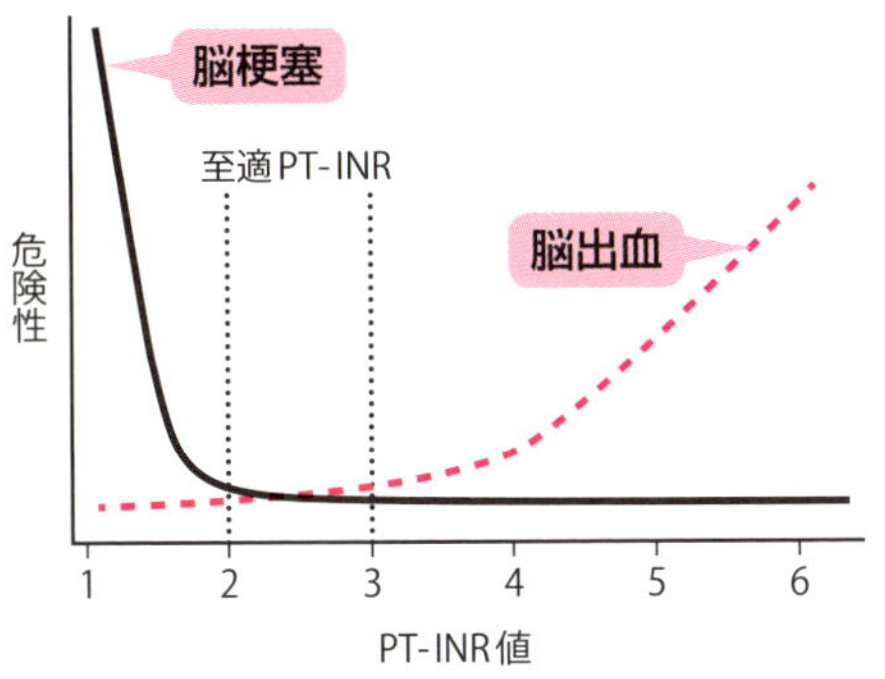

知っておきたい

ワルファリンをのむと、なぜ納豆を食べてはいけない？

ワルファリンはビタミンKを抑えることで作用する薬なので、食事でビタミンKを多くとると、効きにくくなってしまいます。

ビタミンKは、納豆、クロレラ、モロヘイヤ、青汁などに特に多く含まれます。そのため、ワルファリンをのむ患者さんはこれらを避けるように指導されるのです。緑黄色野菜にもある程度は含まれていますが、普通の量を食べるぶんには問題ありません。

サプリメントにも注意が必要です。セント・ジョーンズ・ワートは、ワルファリンの作用に影響を及ぼすことがわかっています。

さらに、ワルファリンは食品やほかの薬とののみ合わせで効果が変動しやすいため、納豆などのビタミンKを多く含む食品を避け、PT-INR値をチェックしながら使う必要があります。

2011年から相次いで新薬が登場している

抗凝固薬は、2011年から心房細動に用いる新しい薬が次々に登場しています。

●ダビガトラン

血液凝固因子のひとつであるトロンビンの働きを直接抑えることで、血液を固まりにくくする薬です。

薬の効き具合にさほど個人差がないため、ワルファリンのように毎回採血してPT-INR値を調べ、また

ワルファリンを使う際の注意点

決められた服用量を守る

ワルファリンの服用量はひとりひとり違い、また血液検査の結果（PT-INR値）によって毎回見直されるため、医師の指示を守って、間違いのないように服用する。勝手に量を増減したり、服用をやめたりするのは厳禁。

併用する薬、その中止は必ず医師に伝える

ほかの薬との相互作用で影響を受けやすいため、かぜ薬や頭痛薬など、市販薬・処方薬にかかわらず、ほかの薬を併用するときは必ず医師に報告し、指示を受けてから用いる。また、併用を中止したときも同様に医師に伝えること。

ビタミンKを多量に含む食品をとらない

●納豆
●クロレラ
●青汁
●モロヘイヤ

野菜は普通の量を食べるならかまわないが、パセリ、ほうれんそう、ブロッコリーなどの緑黄色野菜は一度にたくさん食べすぎないようにする。

副作用の出血に注意する

●便の色を見る習慣を

黒い色の便は消化管からの出血のサインなので、排便後は要チェック。

●転倒に気をつける

けがをすると出血が止まりにくいことがある。皮下出血にも注意が必要。

●脳出血の危険因子を減らす

高血圧、糖尿病のある人はそのコントロールも重要。

その状態に応じて服用量を見直す必要がありません。

ビタミンKを介した作用でないのでワルファリンのような食事制限もありません。また、ほかの薬との相互作用も少ないといえます。

注意点としては、**腎機能が低下している人**が服用すると、薬の血中濃度が上がって薬が効きすぎ、出血のリスクが高まることです。そのため、腎障害がある人や高齢者には慎重に用いる必要があります。

また、抗凝固薬には必ず出血の心配があります。ダビガトランの場合、ワルファリンより脳出血は少ないとされていますが、**消化管出血**が起こりやすいため、もともと消化器疾患がある人は慎重に使う必要があり、定期的に検査を受けて、出血による

抗凝固薬の種類と特徴

一般名（商品名）	よい面	悪い面
ワルファリン（ワーファリン） ＊ジェネリックあり	●医師、患者とも、長年使い慣れている人が多い ●薬の値段が安い ●PT-INR値によって効き具合がわかる ●出血時の対処法が知られている ●腎機能が悪い人にも使える	●納豆などの食事制限がある ●のみ合わせの悪い薬が多い ●受診のたびに毎回採血が必要 ●服用量がよく変わる ●脳出血が起こることがある
ダビガトラン（プラザキサ）	●食事制限が不要 ●のみ合わせの悪い薬が少ない ●毎回、採血しなくてよい ●服用量が一定 ●脳出血が少ない	●新薬で薬価が高い ●1日2回の服用が必要 ●出血時の対処法など、医師にも知識と経験がまだ少ない ●腎機能が悪い人には使えない ●消化管からの出血、胃腸障害が起こることがある
リバーロキサバン（イグザレルト）	●ダビガトランとほぼ同じだが、服用は1日1回でよい	●ダビガトランとほぼ同じ
アピキサバン（エリキュース）	●ダビガトランとほぼ同じだが、出血性の副作用が最も少ない	●ダビガトランとほぼ同じ ●1日2回の服用が必要

貧血が起こっていないかを調べます。

●リバーロキサバン

血液凝固第Ｘ因子（ＦＸａ《ファクターテンエー》）の働きを阻害して、血液を固まりにくくする薬です。

薬の効き具合に個人差が少なく、受診時に毎回採血する必要がない点もダビガトランと同じです。また、食事制限が不要で、ほかの薬とののみ合わせによる影響が少ないことも同様です。

使う前に腎機能検査を行い、その状態によって服用量を調節します。

●アピキサバン

２０１３年２月に発売された新しい薬です。同じく**血液凝固第Ｘ因子の働きを阻害する**抗凝固薬です。ダビガトランやリバーロキサバンと比べ、消化管出血や脳内出血などの出血性合併症が少ないとされています。

血栓予防によるメリットと出血のリスクを検討して用いる

心房細動と診断された人すべてが、抗凝固薬を服用しなければならないわけではありません。

抗凝固薬は、確かに心原性脳塞栓症の予防に有効性が認められています。しかし一方では、出血という副作用があるのも事実です。特に、脳出血は心原性脳塞栓症と同じくらいに深刻な問題です。したがって、メリットとデメリットをはかりにかけ、慎重に検討する必要があります。

脳梗塞の確率を予測する「ＣＨＡ《チャ》ＤＳ$_2$《ズツー》スコア」（ｐ123）などを参考に、抗凝固薬を服用するかどうかを、医師とよく相談してください。

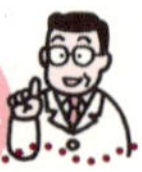

アドバイス

新薬も〝夢の薬〟ではない

これまでワルファリンを服用していた人にとって、抗凝固薬の新薬は食事制限や服用量の注意などが少なく、かなりの負担軽減となります。ただ、新薬といえども〝夢の薬〟ではありません。

むしろ、新薬ゆえに出血が起こったときの対処や何らかのトラブルについての経験や知識が、医師の側にもまだ十分にありません。そういった意味では、注意が必要なのです。

したがって、ワルファリンから新薬へ切り替えたときは、医師の指示を守り、異常を感じたらすぐに受診することが大切です。

ここが聞きたい Q&A

血栓を予防する抗凝固薬の必要性は？

Q あまり症状がなくても、血栓予防の薬が必要？

A 心房細動などの不整脈の自覚症状と脳梗塞の発生頻度には、因果関係はありません。全く症状のない人が脳梗塞を起こして初めて心房細動がわかることもあります。症状の有無は抗凝固薬の必要性を判断する基準にはならないのです。

特に、高齢になるほど脳梗塞のリスクは高くなります。高血圧や糖尿病など、脳梗塞の危険因子がある場合はなおさらです。心原性脳塞栓症は重症化することが多いので、起こるリスクの高い人には、症状にかかわらず予防が勧められています。

ただし、脳梗塞が起こる確率が低いとされる人まで一様に抗凝固薬が必要というものではありません。

Q 心房細動の治療をすれば、抗凝固薬はいらなくなる？

A カテーテル治療などで心房細動の治療がうまくいき、発作が起こらなくなれば、抗凝固薬は必要なくなります。ただ、その場合でも定期的に心電図検査を受け、心房細動など不整脈の発作が起こっていないことを確認することが大切です。

Q 血栓予防の薬は、一度のみ始めたら、やめられない？

A 心房細動などの不整脈が続いていて、血栓予防が必要な状態なら、基本的に薬はのみ続けます。抗凝固薬の服用をやめれば、その時点から血栓症のリスクが高くなります。

加齢とともにたいていの人は脳梗塞のリスクも高くなっていきます。実際に、抗凝固薬の必要性が低下する人はほとんどいません。心原性脳塞栓症の予防のためには、できるだけ服用を続けたほうが安心でしょう。

Q どの薬を使うかは、どのようにして決められる？

A 患者さんの不整脈の状態のほか、持病や年齢などから検討します。

ワルファリンから新薬への変更を希望する人も多いでしょうが、腎機能が低下しているなど、新薬が適さない人もいます。ワルファリンで良好にコントロールできている人はあえて切り替える必要はありません。

しかし、脳出血などの出血性の合併症を起こした人、PT-INR値が不安定な人などは、ワルファリンから新薬への変更も医師と相談してみるとよいでしょう。

副作用を防ぐために

自覚症状に頼らず、定期的な心電図検査を受ける

高齢者は薬の副作用が現れやすい

抗不整脈薬では、副作用によって新たに別の不整脈が起こったり（催不整脈作用）、心臓の拍動を抑えすぎて心機能が低下したりすることがあります。抗不整脈薬をのんで、**それまでにない動悸《どうき》や息切れが現れた、手足が冷えたり全身がだるい**といったときは、副作用も疑われます。

最も注意が必要なのは「**QT間隔延長**」です。カリウムチャネル遮断薬で起こりやすく、自覚症状がないため、見つけるには心電図検査が必要です。また、ナトリウムチャネル遮断薬やβ《ベータ》遮断薬では、**心機能の低下**に注意が必要です。慢性心不全の悪化も危険です。

そのほか、薬によっては、**嘔吐《おうと》や下痢、頭痛やめまい、ふるえ、口の渇き、排尿障害**などが現れることもあります。

一般に、高齢者や腎臓、肝臓の機能が低下している人は、こうした副作用が起こりやすいので注意してください。こうした副作用が出たら、医師は、症状の程度に応じて、薬の

知っておきたい

のんだ薬の排泄経路

薬が体外に排泄《はいせつ》される経路は、主に腎臓経由と肝臓経由に分けられます。そのため、腎臓や肝臓の機能障害があると排泄がうまくいかず、薬の成分が体にたまって血中濃度が高まり、副作用も起こりやすくなります。

これを防ぐため、薬を処方する前や服用中には腎機能（血清クレアチニンなど）や肝機能（ビリルビンなど）を調べる検査を行うことになっています。

抗不整脈薬の服用中に注意する症状

●動悸や息切れがする
催不整脈作用が起こっている可能性がある。

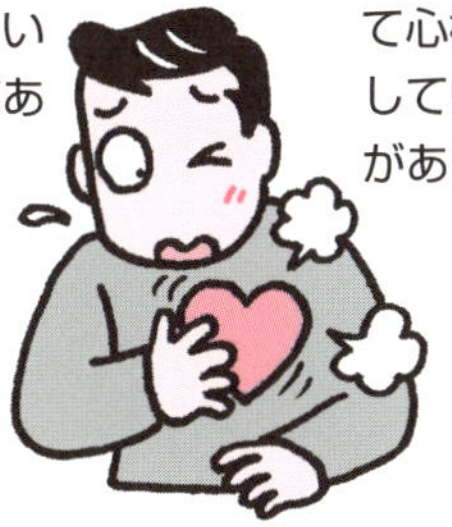

●手足が冷える、全身がだるい
拍動が減りすぎて心機能が低下している可能性がある。

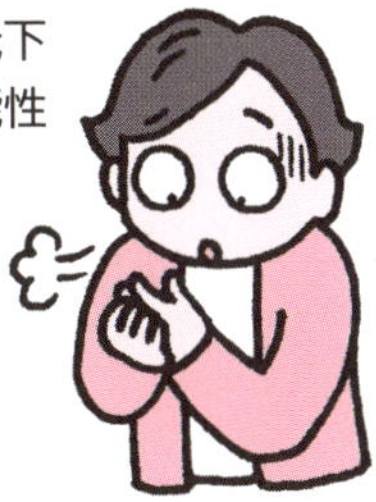

薬の服用を始めてから、左のような症状が現れたら要注意。薬を変更したときも同様。別の病気で薬を服用している場合は相互作用の可能性もある。

減量や中止、あるいは別の薬に変更するなどの対策を講じます。

定期的な検査でチェックし、サインを見逃さない

副作用には自覚症状があるものとないものがあります。

薬を服用して、前述のような症状やこれまでと違う症状が現れたら、副作用のサインかもしれません。気がついたら放置せず、すぐに医師に相談しましょう。今のんでいる薬を全部のみ終わるまで待ったり、次の診察予定日まで待ったりする必要はありません。

また、自覚症状がない副作用を見つけるためには、定期的に心電図検査や血液検査などを受けて、チェックしていくことが欠かせません。

ここが聞きたい

Q 抜歯のときには抗凝固薬は中止する？

A 血栓予防のために抗凝固薬を服用している人は、出血に注意が必要なので、抜歯をするときに薬の服用を中止するかどうか気になる人も多いでしょう。

以前は、抜歯の前にはいったん抗凝固薬の服用を中止していました。しかし、その間に脳梗塞を起こす人がいたことから、現在ではワルファリンをはじめ、ダビガトランなどの新薬でも服用を中止しないことになっています。

内視鏡治療や手術を受ける場合も、そのつど事前に主治医と手術などを行う医師に相談し、勝手に服用をやめないことが肝心です。

「治療は不要」といわれたら

薬で不整脈を減らしたほうがよいとは限らない

不整脈があるからといって、すべての人に治療が必要なわけではないことはすでに述べたとおりです。もちろん、命にかかわらなくても症状が強く、日常生活に支障がある場合は治療しますが、だからといって薬を使うことが必ずしもよいとはいえないケースがあるのも事実です。

１９８７年、アメリカで大規模な臨床試験が行われました。この試験では、心筋梗塞を起こしたことがある人のなかで、症状があまりない心室不整脈がある人を無作為に振り分け、抗不整脈薬と偽薬（プラセボ）を投与し、抗不整脈薬が予後を改善するかどうかが検討されました。結果は、約2年間で、抗不整脈薬は投与した730人のうち56人が心停止もしくは死亡、一方、偽薬は投与した720人のうち22人が心停止もしくは死亡という内容でした（89年に試験中止）。

抗不整脈薬は、確かに心室不整脈を抑える効果を示していたのですが、結果的には、かえって死亡につながるケースが多くなってしまったのです。あくまで一例ですが、薬で不整脈を減らすことが、必ずしも長生きにつながるとは限らないのです。

心配ないと納得すると症状が改善することも多い

とはいえ、命にかかわらないと頭ではわかっていても、現に心臓がドキドキしたり、脈がとんだりすれば不安を覚えるのは当然です。不安に思うことは、不整脈の症状を悪化させることにもなりかねません。どうしても心配なら、医師に相談しましょう。

なかには、自分の不整脈について医師から詳しく説明を受け、発生のしくみや症状について知識を得て、納得すると、症状が軽くなるケースもあります。

ただ心配するばかりでなく、積極的に正しい知識を身につけることも症状の改善に役立ちます。

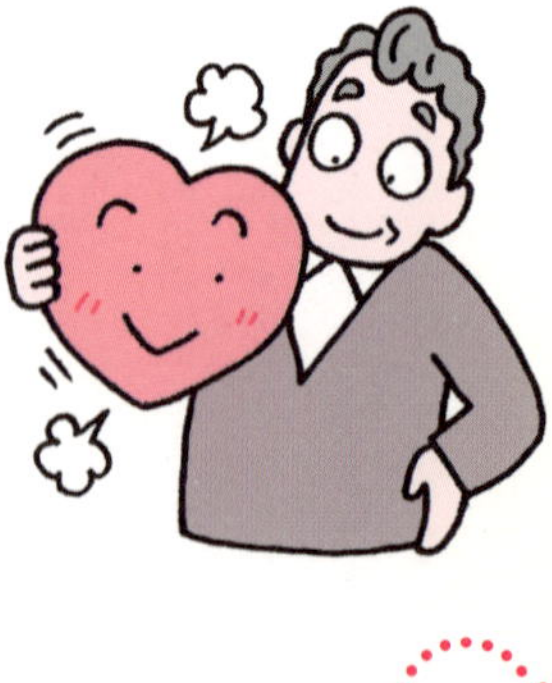

第5章

不整脈の治療法②　非薬物療法

不整脈の治療では、薬のほかに、頻脈性不整脈の根本治療ともなるカテーテルアブレーション、ペースメーカーや植込み型除細動器など、さまざまな非薬物療法があり、不整脈のタイプや患者さんの状態によって選択されます。

迷走神経刺激法

薬や器具を使わなくてもできる頻拍の応急治療

迷走神経を刺激して頻脈を止める

薬や特別な医療器具を使わずに、不整脈を鎮める方法が、「迷走神経刺激法」です。自分でできる方法もあります。

もちろんどの不整脈にも効くわけではありませんが、特に**発作性上室頻拍によって、急に激しい動悸《どうき》がしたとき**などに効果があります。

迷走神経は、自律神経のうち副交感神経の大部分を占めており、頚部《けいぶ》、胸部、腹部の臓器に広く分布しています。運動や知覚などを含む神経で、主に嚥下《えんげ》や発声、気管や食道の運動、胃や小腸などの消化管の運動、消化液の分泌促進といった働きを支配しています。

頻拍の発作が起こったとき、迷走神経を刺激すると、心臓の房室結節での伝導が抑制され、頻拍を止めることができます。発作性上室頻拍では電気的興奮が旋回するリエントリーの回路に房室結節が含まれるため、この方法が有効というわけです。

迷走神経刺激法には、左ページのような方法があります。

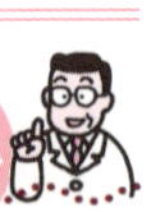

アドバイス

迷走神経刺激には注意が必要な方法もある

頚動脈洞圧迫は、頚動脈にアテロームという粥状の脂肪などがたまった動脈硬化巣があると、それが圧迫によって剥がれて脳血管に流れていき脳梗塞を起こす危険があります。したがって、動脈硬化が進んでいる高齢者は安易に行うべきではありません。

また、眼球を圧迫するアシュナー法も角膜や網膜を傷つけるおそれがあり、最近ではあまり行われません。

発作が起きたらすぐに行うと効果的

迷走神経刺激法は、動悸などの発作が起こったとき、すぐに行うと効果的です。なかでも、**バルサルバ法**は一人でもすぐにできて、比較的安全な方法です。腰かける場所があれば楽に行えるので、外出先など場所を選ばないこともメリットです。

なお、**頸動脈洞**《けいどうみゃくどう》**圧迫**は、特に中高年の人では脳梗塞を起こすリスクがあるため、自分で行うのは勧められません（前ページ下段）。

また、迷走神経刺激法はあくまでも応急処置です。発作が頻回に起こるときは、悪化している可能性があります。放置せず、受診して検査を受けることが大切です。

主な迷走神経刺激法

バルサルバ法（息こらえ）

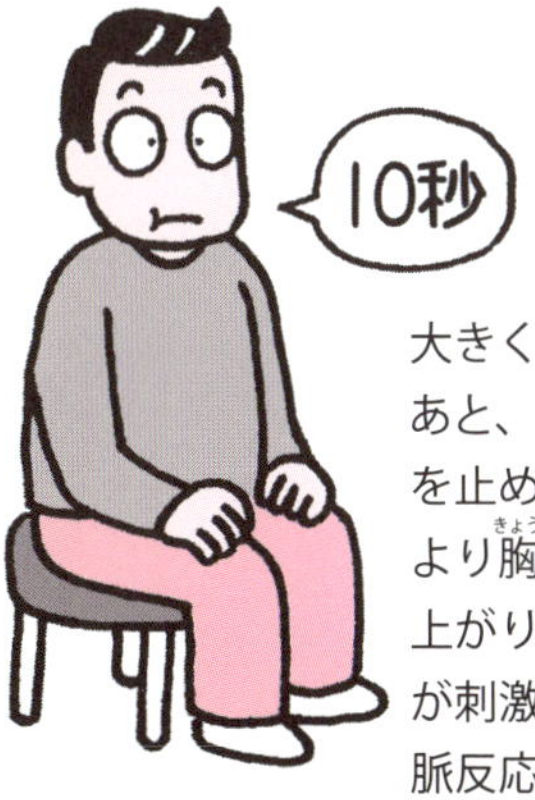

大きく息を吸ったあと、10秒ほど息を止める。これにより胸腔《きょうくう》の内圧が上がり、迷走神経が刺激されて、徐脈反応が起こる。

冷水に顔をつける

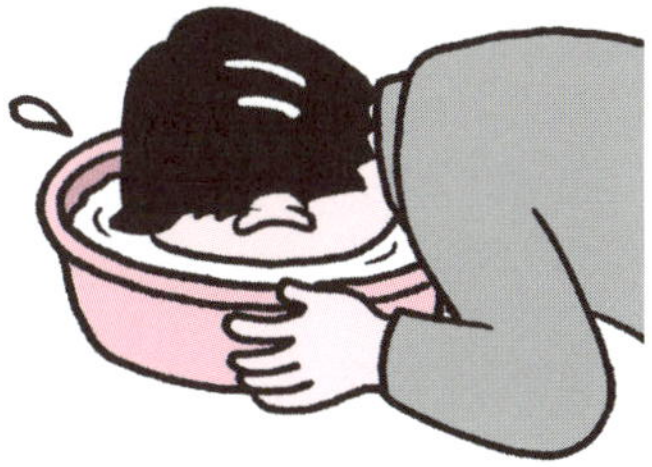

洗面器などに冷たい水をため、顔をつける。三叉《さんさ》神経の刺激と併せ、この間に息を止めることでバルサルバ法と同じく迷走神経を刺激して徐脈反応が起こる。

頸動脈洞圧迫

総頸動脈が内頸動脈と外頸動脈に分岐する部分にある、頸動脈洞を指でマッサージする。ここには血圧の変動を感知する受容体があり、刺激を受けると徐脈と血管拡張が起こる。原則として医師が行う。

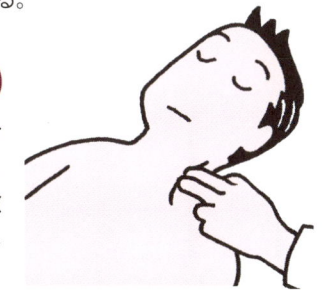

カテーテルアブレーション

頻脈性不整脈を根本から治すカテーテル治療

異常な電気的興奮の発生源や伝導経路を電流で焼き切る

「カテーテルアブレーション」とは、頻脈性不整脈に対する治療法のひとつです。頻脈性不整脈では、異常な電気的興奮の発生（異常自動能）や、電気的興奮が回り続けること（リエントリー）が原因で頻脈が起こっています。そこで、カテーテルという管を用いて、異常な電気的興奮の発生源やリエントリーの伝導経路がある心筋の部位を高周波電流で焼き切ることによって治療するというものです。この治療が成功すると、不整脈が起こらなくなります。しかも、胸を切開する手術でないので、患者さんの負担も軽く、繰り返し行うこともできます。

現在、カテーテルアブレーションは**発作性上室頻拍**や**心房粗動**、**心室頻拍**、**心房細動**などの多くの頻脈性不整脈の治療で行われています。治療効果も高く、発作性上室頻拍や心房粗動では95％以上の確率で根治が期待できます。

心室頻拍の場合は、原因となる心臓病のない特発性では根治率が高い

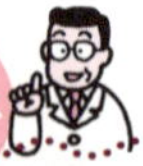

アドバイス

75歳以上の高齢者にカテーテルアブレーションは勧められない

カテーテルアブレーションは、手術に比べ、患者さんの体への負担は軽い治療法ですが、それでも高齢者には慎重に考えます。

高齢になると、カテーテルを通す血管がもろくなっていたり、心筋の障害やほかの病気をもっていたりするケースが多くなるので、合併症を起こすリスクが高くなります。個人差はありますが、おおむね75歳以上の高齢者にはあまり勧められません。

カテーテルアブレーションの方法

局所麻酔を行ったあと、主に太ももの付け根の静脈からカテーテルを挿入する。カテーテルの直径は約2mm、先端に高周波電流を発する電極がついている。このカテーテルを右心房まで送る。治療部位が左心房の場合は、心房中隔を突き通して左心房まで進める。背中には「対極板」を当てておく。別のカテーテルで「電気生理学的検査」を行って治療部位を確定したのち、高周波電流を流して焼き切る。

心房細動では

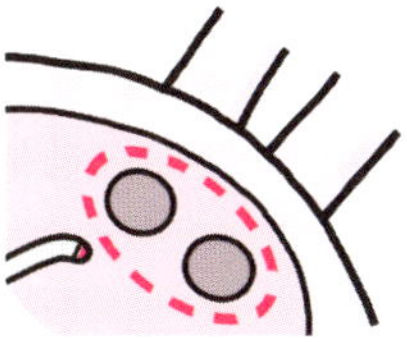

肺から左心房につながる肺静脈が関係しているため、肺静脈の接合部を一周ぐるりと焼灼する。これにより、異常な電気的興奮が肺静脈から左心房の心筋へ伝わらなくなる。

発作性上室頻拍、心房粗動、心室頻拍では

異常な電気的興奮を発生している部位（異常自動能のある部位）や、リエントリーの経路になっている部分を焼灼《しょうしゃく》する。これにより電気的興奮の発生、伝導が起こらなくなる。

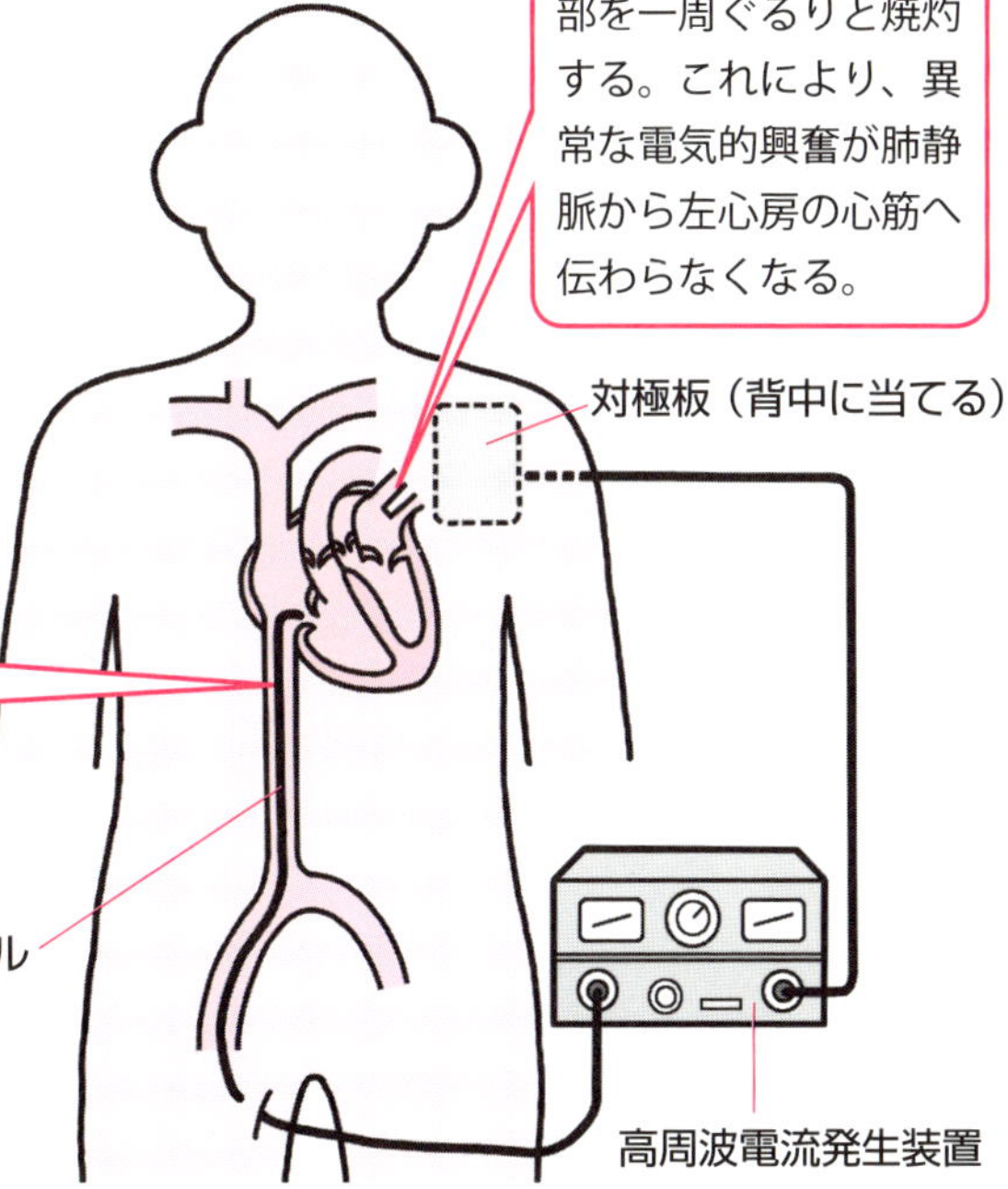

治療のしくみ

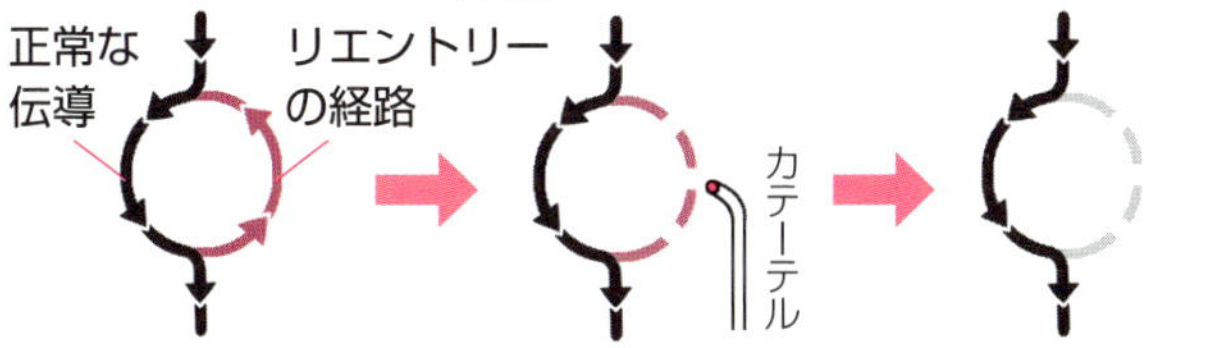

のですが、原因がある場合はその病気によってかなり違います。

　心房細動は技術的に難しい点があるため、以前は根治するのは半数程度でしたが、近年、治療成績もよくなってきています。

　また、以前は治療部位が心筋の外側だと焼灼が困難でしたが、最近は電流を出す装置の先端から生理食塩水を流して冷却するカテーテルを使うことで、心筋の内側から外側まで治療できるようになっています。

治療はカテーテルを使って局所麻酔で行われる

　カテーテルアブレーションは、カテーテルという細い管を用いて行います（p101）。

　治療は、局所麻酔のうえ、主に太ももの付け根の静脈などからカテーテルを挿入し、心臓まで進めます。治療部位は、別のカテーテルを使って「電気生理学的検査」を行って確定し、そこに高周波電流を流して焼き切ります。

　その後、再度、電気生理学的検査を行って治療が必要な部位がほかにないか確認し、必要なら追加でその部分も焼灼して治療を終えます。

　通常、痛みはありませんが、心房細動の治療では治療部位によっては痛みが起こることがあるため、その場合は鎮痛薬を使います。

　治療に要する時間は、発作性上室頻拍や心房粗動では1～2時間程度、入院期間は約3日です。心房細動では2～4時間かかり、入院期間も3～5日ほどが平均的です。

ここが聞きたい

Q 薬をのんでも期外収縮の症状がおさまりません。カテーテル治療は有効ですか？

A 期外収縮は一般に放置しても心配のない不整脈ですが、それが引き金になって「頻拍」が起こる場合や、自覚症状が強い場合には治療が行われます。
　一般に薬物療法が行われますが、症状が強い場合は、まれにカテーテルアブレーションを行って、期外収縮を起こしている異常な電気的興奮の発生源を焼灼するケースもあります。ただ、危険のない不整脈に対して、まれとはいえ合併症のリスクを伴う治療は、慎重に検討するべきでしょう。薬を替えるとうまくいく可能性もありますし、睡眠不足や疲労、ストレスの解消も症状の軽減に有効です。

1回の治療で根治できなかった場合、3回程度なら繰り返し受けることができます。特に、心房細動は1回では根治が難しく、2〜3回繰り返すことが多いといえます。

合併症のリスクは不整脈のタイプによって異なる

カテーテルアブレーションによる合併症としては、カテーテルが血管や心筋を傷つけて、大出血を引き起こしたり、心臓を包む膜と心臓の間に血液がたまる「心タンポナーデ」を招くことがあります。また、焼灼する際に本来の刺激伝導系が障害されて、房室ブロック（p72）が生じることがあります。焼灼による温度上昇によって血栓ができ、それが脳血管に詰まって脳梗塞を起こしたり

頻脈性不整脈の手術

頻脈性不整脈の手術は、以前は心室頻拍やWPW症候群による発作性上室頻拍の治療で行われていました。しかし、カテーテルアブレーションが普及したこともあり、現在は限られた場合にしか行われません。

手術が選択されるのは、カテーテルアブレーションを行っても発作が頻発するケースです。この場合は、開胸して不整脈の原因となっている、異常な電気的興奮の発生部位や刺激伝導の回路がある部位を直接焼灼するか、冷凍することにより発作が起こらないように処置します。

また、心房細動でもカテーテルアブレーションが有効でなかった場合に「メイズ手術」が選択されることもあります。この手術は、リエントリー回路がある心房の心筋に細かい切り込みを入れて再び縫合する方法で、回路が切断されることで発作を抑えることができます。

ただ、日本では心房細動単独の治療としてではなく、僧帽弁《そうぼうべん》の心臓弁膜症を合併している人の手術で同時に行われることがほとんどです。

いずれにしても、心臓の手術は心肺機能を一時停止させて人工心肺につなぐなど、患者さんの負担が大きく、合併症のリスクも高くなるので、慎重に検討されます。

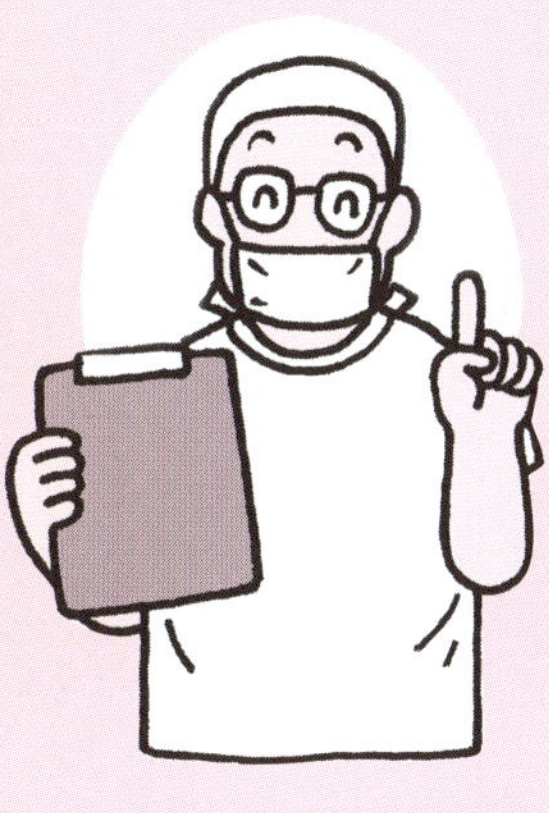

する危険性もあります。

ただ、実際のところ、発作性上室頻拍や心房粗動に関しては、重大な合併症はほとんどありません。

一方、心房細動は焼灼する部分が広く、左心房に原因があることが多いため、まれですが重大な合併症が起こることもあります。

カテーテルアブレーションの適応

発作性上室頻拍	
：WPW症候群による房室回帰性頻拍	◎
：房室結節回帰性頻拍	◎
心房頻拍	○
心房粗動	
：通常型	◎
：非通常型	△
心室頻拍	
：特発性（基礎心疾患なし）	◎
：基礎心疾患あり	△
心房細動	○
心室細動	×

◎：95％以上　○：60〜90％　△：30〜60％　×：10％以下

（日本不整脈外科研究会ホームページより改変）

適するタイプでは、今や治療の第一選択にもなる

カテーテルアブレーションの治療対象は、近年、徐々に広がってきています。なかでも、発作性上室頻拍（ＷＰＷ症候群による房室回帰性頻拍、房室結節回帰性頻拍）や特発性心室頻拍、心房粗動などでは有効率が高く、根治も可能です。そのため、これらの不整脈では治療の第一選択になりつつあります。

最近では、心房細動に行われることも増えていますが、前出のタイプの不整脈に比べ、やや治療が難しい点があります。カテーテルアブレーションを受けたいときは主治医とよく相談し、治療経験の豊富な医療機関で受けることが望ましいでしょう。

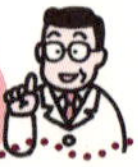

アドバイス

徐脈頻脈症候群ではペースメーカー植込みの前に行うこともある

徐脈頻脈症候群とは、洞不全症候群（p70）のタイプのひとつで、徐脈と頻脈が交互に現れます。そのため、両方の治療が必要なのですが、頻脈の薬が徐脈を引き起こすこともあり、なかなか一筋縄ではいきません。

ペースメーカーの植込みは徐脈に対する治療なので、その前に頻脈の原因をカテーテルアブレーションによって治療することがあります。カテーテルアブレーションで頻脈が改善されれば、あとはペースメーカーで徐脈をコントロールすればよいわけです。これにより徐脈、頻脈とも改善することができます。

ここが聞きたいQ&A

カテーテルアブレーションの効果は？

Q 治療を受ければ、薬はいらなくなる？

A カテーテルアブレーションによる治療で根治できる不整脈もあり、その場合は薬をのまなくてもよくなります。しかし、治療後も薬の服用が必要なケースもあります。

ただ、根治はできなかった場合でも、薬が効きやすくなり、発作が起こりにくくなることがあります。カテーテルアブレーションだけで根治しなかったら、治療を受けた意味がないというものでもありません。

Q 不整脈がなくなれば、通院も不要？

A 発作性上室頻拍や心房粗動、特発性心室頻拍などでは、カテーテルアブレーションによる治療後、根治とみなされ、再発の可能性も低いと考えられる場合は、定期的な通院の必要はありません。

ただし、ほかのタイプの不整脈では、根治が確認できるまでに時間がかかることもあります。その間は、定期的に通院して医師の診察や心電図検査を受けます。再発がないことが確認されたうえで、薬を服用している場合は徐々に減らすか、中止するかを決定します。そうなれば、定期的な通院は不要になります。

Q 心房細動が再発したが、何度も治療を受けて大丈夫？

A 心房細動は、ほかの不整脈に比べてカテーテルアブレーションを行っても1回では根治できないことがしばしばあります。ただ、この治療は繰り返し行えるのがメリットです。心房細動の患者さんでは2～3回行って根治することもあります。

あまり高齢になると受けられなくなることもありますが、75歳未満であればたいていは大丈夫です。

Q 心房細動でカテーテル治療が適さない場合とは？

A 左心房内に血栓がある人や抗凝固療法が行えない人は、カテーテルアブレーションを行えません。左心房内に血栓があると、カテーテルで操作をしたときに血栓が流れ出して脳や肺などの重要な血管に詰まるおそれがあり、血栓予防には抗凝固薬が重要だからです。

ほかに、心房細動が慢性化した永続性心房細動や、左心房が拡大しているケースでは、行ってもあまり効果がありません。

ペースメーカー

脈が遅くなる徐脈性不整脈の治療の中心

人工的な電気刺激で心臓の拍動を保つ

ペースメーカーとは、洞結節《どうけっせつ》などの刺激伝導系の代わりに**人工的な電気刺激を心筋に送って拍動を保つ**ための機器です。緊急時などに一時的に取り付けるタイプもありますが、徐脈性不整脈の治療に、体内に植込んで使うタイプが用いられます。

洞不全症候群や**房室ブロック**などの徐脈性不整脈では、拍動が極端に遅くなると脳に十分な血液を供給できなくなって、めまいや失神が起こることがあります。失神は事故やけがにつながるため、たびたび失神を起こす人には植込み型ペースメーカーによる治療が行われています。

ペースメーカーは、心臓の拍動が遅くなりすぎたときにそれを感知して、自動的に電気刺激を心臓の筋肉に送り、心拍数を増やして拍動のリズムを調節してくれます。このようにリズムを整えることを「ペーシング（歩調とり）」といいます。

従来のペースメーカーは、安静時も運動時も同じ心拍数にペーシングしていましたが、現在は体温や呼吸、

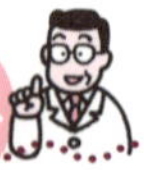

アドバイス

機械を体内に入れることに不安があるという人へ

「ペースメーカーの植込み」と聞くと、大きな手術かと思い、また体に機械を入れたら普通の生活ができないように思っているかもしれません。しかし、植込み手術そのものはごく簡単なもので、術後の生活も多少の注意点はあるが、さほど不便はないといえます。いつ失神するかわからない状況より安全ですし、経験者に聞けばたいてい楽になったと話してくれるでしょう。

動作に伴う変化をセンサーが感知して運動時などには心拍数を増減できるタイプもあります。

鎖骨の下に本体を入れて、心臓へ電極を送り込む

ペースメーカーは、心臓の拍動の異常を感知して電気刺激を発する「ジェネレーター」と、その電気刺激を伝える「リード」から成ります。ジェネレーターが本体部分にあたり、そこから伸びるリードの先端に電極がついており、ここから電気刺激を伝えます（下図）。

　使用するリードの本数は、徐脈性不整脈のタイプやペースメーカーの種類によって、右心房あるいは右心室に1本用いる場合と、右心房と右心室に1本ずつ計2本留置する場合

ペースメーカー

ペースメーカー本体は、通常、利き手の反対側の鎖骨下を数cm切開してポケットをつくり、その中に植込む。本体の厚みは4～5mmほどで、重さは20～30g。外見からはペースメーカーが入っていることはほとんどわからない。本体から伸びたリードの先端は、心臓内（図では右心室）に留置される。

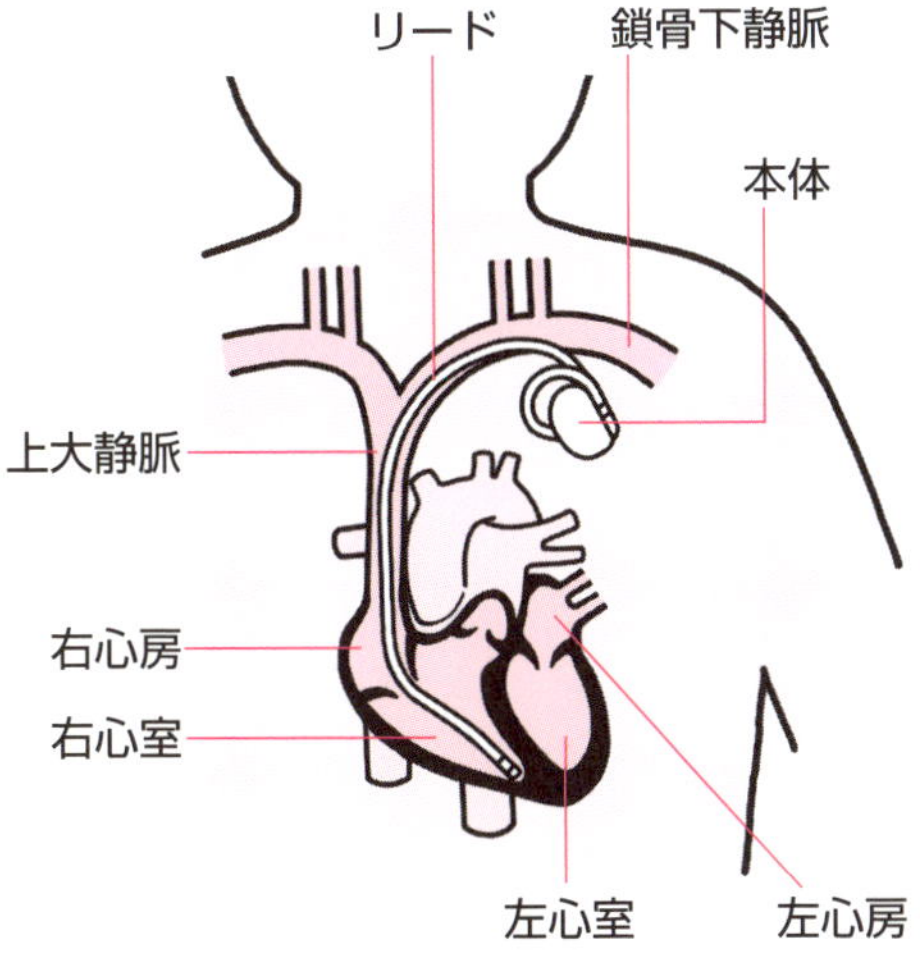

●エックス線画像

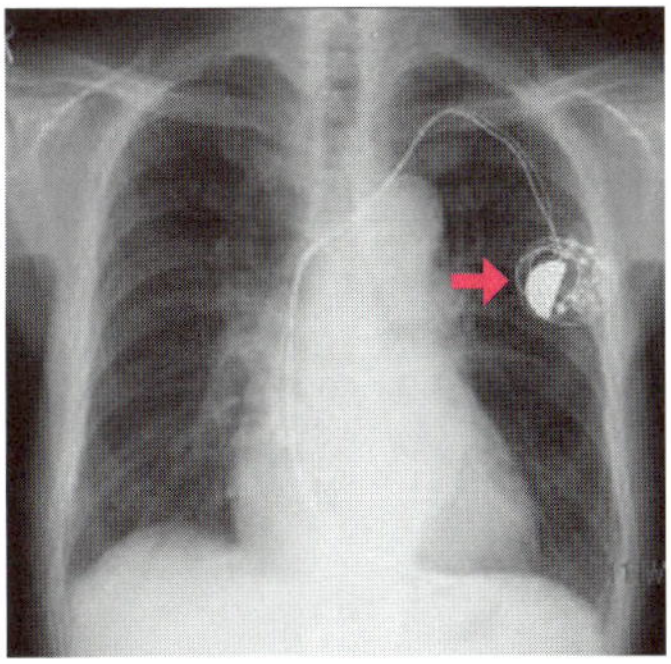

ペースメーカーを植込んだあとのエックス線画像。矢印の指す白く写っている部分がジェネレーター、つまり本体部分。ここから心臓内までリードが伸びている。

があります。

　本体の植込みは、通常は利き手と反対側の鎖骨下の皮下を切開して行います。本体は小型化が進み、植込みの際の傷は数㎝ですみます。次に、鎖骨下静脈からカテーテルを挿入し、上大静脈経由で右心房や右心室などにリードを送り込み、先端の電極を適切な位置で固定します。その後、本体とリードを接続して、切開した皮膚を縫合して終了です。

　手術は局所麻酔で行われ、所要時間は1時間半ほど、入院は7〜10日間が平均的です。

植込み後は定期的に検査し、強い電磁波に注意する

　術後は1週間ほどで、ペースメーカーの作動チェックやペーシングの調整をして退院となります。退院後は1か月を目安に再度チェックを受け、問題がなければ以降は3〜6か月ごとの定期検査になります。電池は5〜6年もちますが、本体ごと交換する必要があります。なお、電池の残量は、外来で皮膚の上から確認できます。

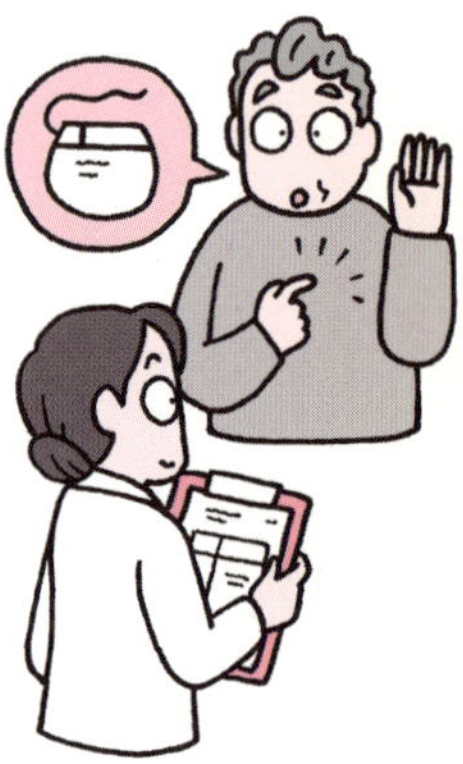

　植込み後の生活の注意としては、**強い磁気や電磁波を避ける**必要があります（p144）。メンテナンスや万一の事故などに備え、「ペースメーカー手帳」の携帯が勧められています（下段）。

アドバイス

ふだんからペースメーカー手帳を携帯する

　ペースメーカーを植込んだ人には医師から「ペースメーカー手帳」が渡されるので、ふだんから携帯するようにしましょう。この手帳には、患者さんの氏名や連絡先、病名のほか、かかりつけの医療機関や主治医、使用しているペースメーカーに関する情報、定期検査の内容などが記入され、これを見れば患者さんの状態やペースメーカーの使用状況がわかります。

　かかりつけ以外の医療機関を受診するときや、空港などでのセキュリティ検査の際に提示するとスムーズです。事故などに遭い、本人の意識がないときでも検査や治療に役立ちます。

ここが聞きたい Q&A

ペースメーカーを入れるか迷うときは？

Q たびたび失神しているわけではなくても、ペースメーカーは必要？

A 失神がめったになく、事故につながる車の運転や機械の操作などもしないというのであれば、無理にペースメーカーを使う必要はないでしょう。主治医とよく相談して、薬物療法で様子をみる方法もあります。ただし、失神やめまいの頻度が増えたときは、改めてペースメーカーの使用を検討しましょう。

Q 電池が切れたり、故障したらどうなるの？

A 定期的に検査を受けていれば、いきなり電池切れになる心配はまずないでしょう。ただし、定期検査をずっと受けずにいて電池の残量確認をしていないと、いきなり電池が切れることはありえます。定期検査をうっかり忘れたときは、気づいた時点ですぐに受診します。

故障については、生活の注意点を守っていればあまり心配はいりませんが、いつもと違う感じがする、あるいは故障につながる事故があったとき（植込み部分の強い圧迫や磁気・電磁波の影響を受けた）は、すぐに受診してください。

Q ペースメーカーを入れると、血栓ができやすくなるって本当？

A ペースメーカー本体ではなく、心臓内に留置したリードの周囲に血栓ができやすくなることがあり、その血栓が流れ出して肺動脈に詰まると、肺血栓塞栓症を起こす危険があります。そのため、ペースメーカーを植込んだ人は血栓予防のため、抗凝固薬を服用することがあります。

Q 体に機械が入っていると生活が制約される？

A ペースメーカーを植込んだ人は、強い磁気や電磁波に注意する必要がありますが、一般的な電気製品では、それほど心配いりません。

スポーツに関しては、格闘技などペースメーカーに衝撃を与えるものは控えるべきです。ゴルフやテニス、野球などは、機器を植込んだ直後に腕を大きく動かすとリードがはずれることがあるため、リードが固定するまでは控えますが、その後は行えます。車の運転も、植込み後に失神が起こっていなければ、可能です（ただし医師が許可した場合）。

電気ショック療法（体外式電気的除細動）

危険な頻脈発作をすみやかに止め、本来のリズムに戻す

突然死につながる不整脈を止める緊急処置

心室細動や**心室頻拍**の発作が続くと、心臓が血液を送り出すことができず、命にかかわります。このように突然死の危険があるとき、大至急発作を止める処置が必要です。

このとき行われるのが「**電気ショック療法（体外式電気的除細動）**」です。**電極パドルを胸に当てて電気ショックを与え、心臓の拍動リズムを正常に戻す**治療法です。

電気ショックを心臓の筋肉に与えると、心筋が瞬間的に電気刺激によって一斉に興奮し、収縮します。それによって細動が止まり、正常な拍動リズムに戻すことができます。

電気ショック療法は医療機関で行うほか、一般の人でも使えるＡＥＤ（下段）や、体内で自動的に働くＩＣＤ（ｐ112）があります。

心房細動の発作を止める治療としても行われる

電気ショック療法は緊急処置としてだけでなく、心房細動の発作を止める治療としても行われており、こ

知っておきたい

誰でも使えるＡＥＤ

緊急時に応急処置として行う電気ショック療法は、医療機関で医師の手によって行われますが、心室細動のような突然死を招く不整脈はいつ、どこで起こるかわかりません。

一般の人でも除細動が行えれば、救える命がもっと増えます。そこで近年、ＡＥＤ（自動体外式除細動器）の設置が進められています。いざというときに備えて、操作法や設置場所の知識を得ておきたいものです（ｐ148）。

れを「**待機的除細動**」といいます。

ただ、この治療は一時的に発作を止めるもので、根治や発作予防ができるわけではありません。原則として、その後は抗不整脈薬による薬物療法やカテーテルアブレーションなどの治療を受けることが前提です。

具体的には、静脈麻酔をして、意識のない状態で胸に電極パドルを当て、電気ショックを与えます。

電気ショック療法を行うと、心臓内でできた血栓が血流にのって流れていき、脳梗塞を起こすことがあります。そこで、治療の前後に**抗凝固薬**を服用して、血栓を防ぐ対策をします。特に何らかの血栓塞栓症を起こしたことがある人や高齢者、心不全のある人、高血圧や糖尿病のある人は、抗凝固療法を十分に行う必要があります。

電気ショック療法

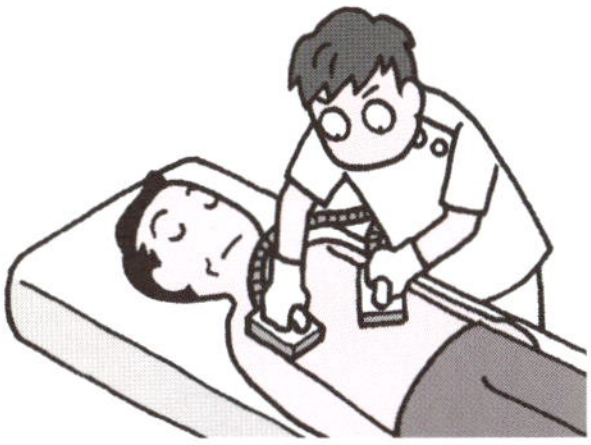

緊急に行われる

- 心室細動
- 心室頻拍（持続性）
- 心房細動／発作性上室頻拍（血行動態が不安定で、血圧低下や意識障害、呼吸困難などが起こっているとき、突然死の危険があるときなど）

計画的に行われる（待機的除細動）

- 心房細動（自覚症状があり血栓は認められない場合、発生から48時間以内の薬物療法でおさまらない発作性心房細動など）
- 心房粗動
- 発作性上室頻拍
- 心室頻拍（薬物療法でおさまらない場合）

ここが聞きたい

Q 電気ショックは痛くないの？ やけどが残ることは？

A 麻酔下で行うので、痛みは感じませんが、やけどについては、多少起こります。

心房細動の治療では強い電気刺激が必要なため、電極パドルを当てた部分に軽いやけどができることがあります。ただ、数日〜2週間ほどで治るのであまり心配はいりません。必要に応じて、ステロイド軟膏などで治療します。

植込み型除細動器（ＩＣＤ）

失神を起こす危険な頻拍の患者さんに用いられる

発作が起こると自動的に除細動やペーシングを行う

「植込み型除細動器」とは、突然死を招くタイプの不整脈が起こったとき、**自動的に電気ショックを与えたり、繰り返し電気刺激を与えたりすることで心臓の拍動を正常な状態に戻す**機器で、患者さんの体内に植込むことができる小型のものです。

拍動を感知して電気刺激を出す本体部分と、心筋に電気刺激を伝えるリードから成ります。

しくみはペースメーカーとほぼ同じで、心臓が正しい拍動で動いているときは作動しませんが、心臓の異常な拍動を感知すると、心臓に電気ショックを与えて発作を止めます。

また、ペースメーカーの機能も備えており、除細動後に拍動が止まったり、遅くなったりしたときはペーシングにより正常な拍動に戻すことができます。

この植込み型除細動器は、**心室細動**や**持続性心室頻拍**などの発作が30秒以上続き、失神したり、突然死につながったりする危険なタイプの不整脈の治療に効果を発揮します。

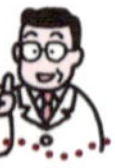

アドバイス

ＩＣＤ単独では向かない人もいる

心室細動や持続性心室頻拍が頻発する人の場合、植込み型除細動器だけで治療するのは適しません。たびたび電気ショックを出すため、患者さんは精神的な負担も大きく、何より除細動器の電池が消耗して短期間で交換が必要になり、そのたびに手術を受けることになるからです。こうしたケースでは、抗不整脈薬を併用して発作を減らす必要があります。

なお、機器が発作を感知して作動するまでに10～30秒ほどかかるため、30秒以内に自然に正常に戻る一過性の発作は対象となりません。

また、頻繁に発作が起こる人は、植込み型除細動器だけでは対処できないこともあります（前ページ下段）。

手術法はペースメーカーと同様だが、全身麻酔で行う

植込みの手術は、ペースメーカーの場合とほぼ同じです。

主に左側の鎖骨下を5～6㎝切開し、本体を入れるポケットをつくり、さらに鎖骨下静脈に針を刺して右心房と右心室にリードを挿入して留置します。最後に本体とリードを接合して、ポケットに本体をおさめて縫合します。ペースメーカーと異なる

植込み型除細動器（ICD）

通常、利き手と反対側の鎖骨下の皮膚を5～6cm切開し、本体をおさめるポケットをつくる。本体はペースメーカーよりやや大きく、重さは120gほど。上部にリードの接続部がある。

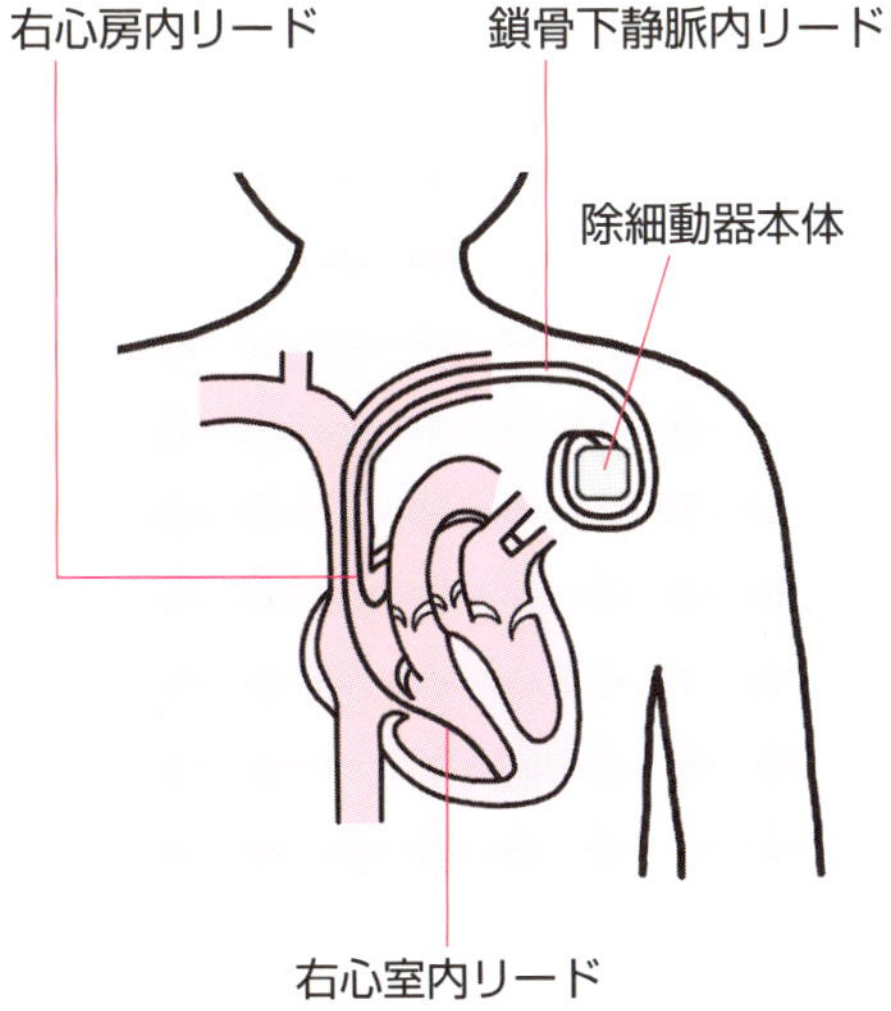

●エックス線画像

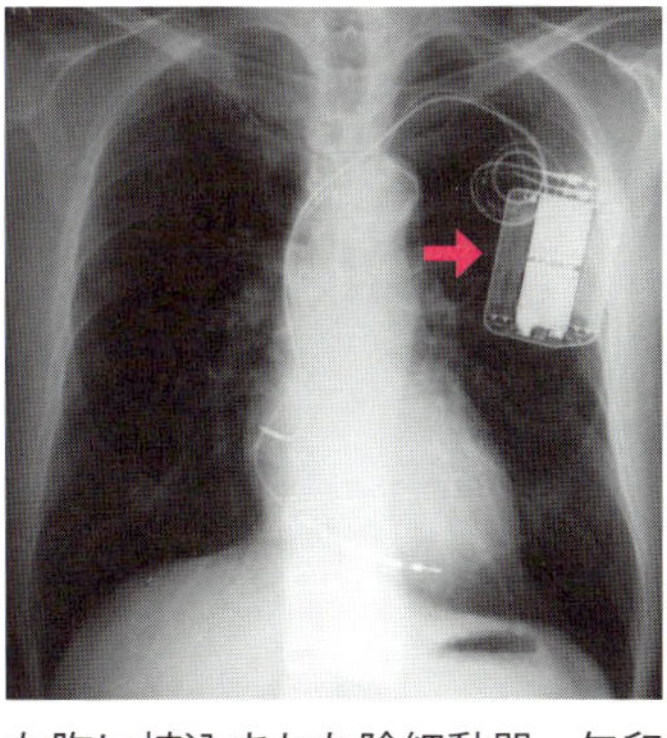

左胸に植込まれた除細動器。矢印で指した本体から伸びたリードは、右心房と右心室にそれぞれ留置されている。

点は、**全身麻酔**で行うことです。

理由は、リードの位置や除細動の作動チェックを行うために、手術中に人工的に心室細動を起こす必要があるからです。この作動チェックは2回に分けて行い、問題がなければ手術は終了です。手術の所要時間は2時間ほどです。術後は1週間ほどで抜糸を行い、その際に再度、作動チェックを行います。

入院期間は10〜14日ほどです。退院後は3〜4か月ごとに、本体の電池残量のチェックなど、定期的に検査を受けることになります。

不適切な作動があったら、受診して相談する

術後、まれにリードの位置がずれることがあります。この場合は留置しなおす手術をします。また、抗凝固薬や抗血小板薬を服用している人は、植込んだ部分に血腫《けっしゅ》ができることがあります。

そのほか、軽い発作で電気ショックが出た場合は、誤作動や不適切な作動が考えられるので、すぐに受診しましょう。

日常生活の注意点は、ペースメーカーの場合と同じで、**強い磁気や電磁波**にさらされないようにすることです（p144）。

ICD植込みの対象となる病気

- 心室細動
- 持続性心室頻拍
- 非持続性心室頻拍で、心機能が低下している場合
- 原因不明の失神
- ブルガダ症候群
- QT延長症候群　など

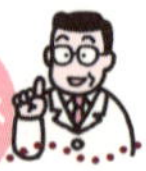

アドバイス

ＩＣＤを入れている人は、自動車の運転はしない

ペースメーカーでは、植込み後に失神したことがなく、医師から禁止されていなければ、車の運転は認められています。しかし、ＩＣＤの場合は車の運転は原則として禁止です。

発作が起きた場合、ＩＣＤが作動すれば不整脈のために命を落とすことは避けられても、電気ショックで一瞬意識を失うので、事故につながるリスクが高いためです。

ただし、ずっと発作が起こっていない人で、医師が問題ないと判断し、一定の条件をみたす場合に、運転が認められることもあります（p146）。

ここが聞きたいQ&A

ICDの植込みで気になること

Q ICDを入れれば、薬は不要になるの？

A ICDは、あくまで危険な不整脈の発作が起こったときにそれを止めるための機器です。したがって、発作そのものが起こらないようにすることはできません。

そのため、不整脈の発作が繰り返し起こる人の場合は、これまでどおり抗不整脈薬の服用が必要です。ただし、使う薬は、ICDの植込みをする前と変わることがあります。

Q 何度も電気ショックを受けても体に害はない？

A 電気ショックそのものは、危険というものではありません。ただ、やはり精神的な負担はあるでしょう。たびたび発作が起こる場合は、ICDだけでは対処が難しいと考えられます。発作を起こりにくくする抗不整脈薬を併用して、電気ショックを受ける頻度を減らすことが大切です。

薬だけでは抑えられないときは、カテーテルアブレーション（p100）を行うこともあります。

Q 手術痕は？ 機器を入れたところは目立つ？

A 傷痕は、術後、年数がたつと少しずつ目立たなくなってきます。ただ、ペースメーカーに比べるとサイズがやや大きいため、植込んだ部分の皮膚がふくらみ、水着や肩の出るデザインの衣類では機器を入れた部分が目立つことがあります。

なお、やせている人ではポケット部分の皮膚が壊死して、本体が露出したり、感染を起こしたりすることがあります。腫れや痛みがあるときも感染の疑いがあるため、すぐに受診してください。この場合は、反対側に植込みなおすことがあります。

Q 電池はどれくらいもつの？

A ICDを植込んだ人は、通常3〜4か月ごとに検診を受けて、電池の使用状態や発作が起こったときの作動状況を専用の装置を使ってチェックすることになっています。このとき電池の残量も確認します。

何度も発作が起こって、たびたび電気ショックを発している場合は、1年ほどで電池切れになることもあるため、交換の手術が必要です。

逆に、ほとんど発作が起こっていない場合、個人差はありますが、3〜4年はもちます。

心臓再同期療法（CRT）

伝導障害を伴う心不全の症状を改善する

左右の心室の収縮をそろえて心拍出量を増やす

健康な人の心臓では、全身に血液を送り出すとき、通常は左右の心室の壁全体がほぼ同時に収縮するようになっています。これを心室が「同期している」といいます。

ところが、**慢性心不全**があり、さらに**左脚《さきゃく》ブロック**などの伝導障害があると電気刺激がスムーズに伝導せず、特に左側の壁の収縮が遅れて、心室がバラバラに収縮することがあります。これを「心室同期障害」といい、この状態が続くと血液を十分に送り出すことができず、さらに心機能が低下してしまいます。

そこで、心室全体を同時に収縮させるため、人工的に電気刺激を発生させてペーシングする方法があります。これが「**心臓再同期療法**（CRT）」です。

この治療では、ペースメーカーを植込み、電気刺激を伝えるリードを左心室の左側の壁と右心室の両側、右心房に留置し、両心室ペーシングを行います。これにより、約7～8割の患者さんは心機能が改善してい

ここが聞きたい

Q 心臓再同期療法（CRT）の対象となるのは？

A CRTは不整脈だけの患者さんに用いられるものではありません。

中等度～重度の心不全、心臓のポンプ機能が低下している（左室駆出率35％以下、正常値は55％以上）、電気刺激の伝導に異常があり、心室同期障害がある、薬物療法で症状が改善しないなど、これらの条件にすべて当てはまる人がこの治療の対象となります。

ます。医療費に関しても、２００４年から健康保険が適用になっています。

ただ、この治療法は不整脈に対するペースメーカー療法ではなく、**重症の慢性心不全がある人が対象です。**

両心室ペーシング

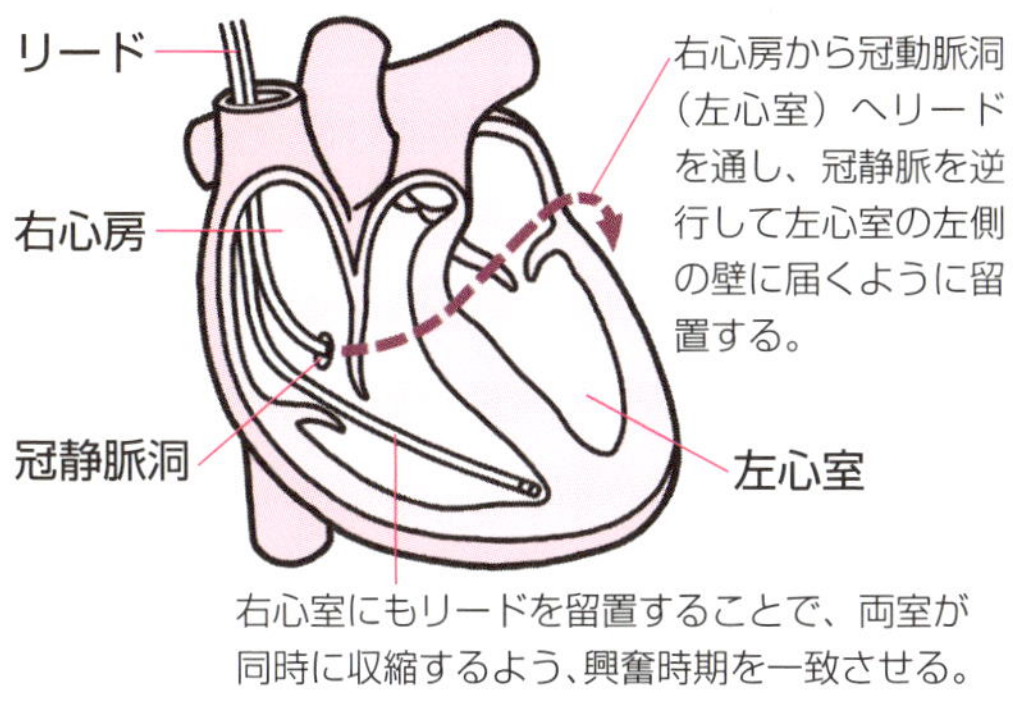
リード
右心房
冠静脈洞
右心房から冠動脈洞（左心室）へリードを通し、冠静脈を逆行して左心室の左側の壁に届くように留置する。
左心室
右心室にもリードを留置することで、両室が同時に収縮するよう、興奮時期を一致させる。

また、この治療を受けられる医療機関は、今のところまだ限られています（下段）。

除細動機能を併せもつ「ＣＲＴ－Ｄ」が増えている

心臓再同期療法は心不全に対する治療としてはすぐれているのですが、心不全では、まれに**心室細動**や**心室頻拍**といった命にかかわる不整脈を招き、突然死につながるリスクがあります。

そこで近年増えているのが、除細動の機能も備えた「ＣＲＴ－Ｄ」です。これならＣＲＴと植込み型除細動器（ＩＣＤ）両方の機能を併せもつため、心室同期障害だけでなく、突然死につながる不整脈も治療できます。

ここが聞きたい

Q CRTやCRT-Dの治療はどこで受けられる？

A CRTやCRT-Dは、厚生労働省が定めた「両室ペースメーカー移植術の施設基準」をみたした医療機関で、なおかつこの手術のトレーニングを受けた認定医が行うことが原則です。この条件がそろった医療機関は限られています。

医療機関一覧は、「一般社団法人日本不整脈デバイス工業会ICD認定施設一覧」（JADIA：旧ペースメーカ協議会調べ）の http://www.jadia.or.jp/citizens/icd-nintei.html で調べることができます。ただ、術後の定期検診や心不全の治療などは継続する必要があるので、主治医とよく相談して連携が可能な医療機関を探すことが大切です。

医療費の負担を軽くする制度

高額療養費の現物給付が始まった

　カテーテル治療を受けたり機器を植込んだりするとなると、費用を心配する人も多いでしょう。しかし、これらの医療費は健康保険が適用になるため、患者さんの自己負担分はかなり軽減されます。

　また、本人の自己負担分は、その人の所得や支払った額によって異なりますが、「高額療養費制度」も利用できます。従来は後日払い戻される形でしたが、平成19年から70歳未満の人でも入院にかかる費用について、24年からは外来診療費についても、高額療養費の現物給付化が行われるようになっています。これにより、ひとつの医療機関ごとの支払いを自己負担限度額まで最初から抑えることができるようになりました。

　ただし、70歳未満の人や70歳以上で非課税世帯の場合などは、この制度を利用するのに、事前の手続きが必要です。あらかじめ、加入する健康保険組合などに「認定証（限度額適用認定証）」の交付を申請し、その認定証を医療機関の窓口で提示する必要があるのです。詳しい手続きは、加入している健康保険の担当窓口で確認してください。

身体障害者の認定で福祉サービスが受けられる

　ペースメーカーをはじめ、ＩＣＤ、ＣＲＴ、ＣＲＴ-Ｄを植込んだ人や、それ以外の不整脈でも心機能障害により生活に一定以上の支障が認められる人は、身体障害者の認定を受けることによって、さまざまな福祉サービスを受けることができます。

　受けられるサービスは、認定された等級によって異なりますが、税金の控除や公共料金の減免、交通運賃の割引など、さまざまな支援があります。

　身体障害者手帳は、市区町村の福祉担当窓口で申請することができます。申請には、指定医が作成した「身体障害者診断書・意見書」が必要です。

　医療機関にソーシャルワーカーがいる場合は、こうした福祉サービスの制度や手続きについても相談できます。

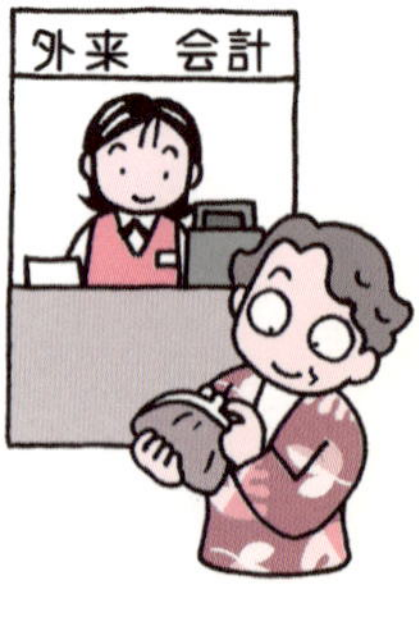

第6章

不整脈の治療の実際

薬物療法が中心になる「心房細動」をはじめ、カテーテルアブレーションの有効性が高い「発作性上室頻拍・心房粗動」、危険度に応じた選択が重要な「心室不整脈」、ペースメーカーが中心の「徐脈性不整脈」など、主なタイプの治療はこのように行われます。

心房細動の治療

治療の中心は薬物療法。患者さんごとに必要性を検討して

最も重要なのは、血栓予防の抗凝固療法

心房細動と診断された場合、一過性ですぐにおさまるもの以外は治療の対象となります。心房細動を放置すると、心不全につながったり、心原性脳塞栓症（ｐ59）という重症の脳梗塞を起こす危険があるからです。そのため、症状の有無に関係なく、治療を検討する必要があります。

心房細動の治療法は、症状や原因疾患に応じて**薬物療法**や**カテーテルアブレーション**、**電気ショック療法**（電気的除細動）などから選択されます。最近では、カテーテルアブレーションによる治療も増えていますが、それでもやはり治療の中心となるのは薬物療法です。

薬物療法は、まず、基本に**抗凝固療法**があります。そのうえで、左ページのように症状の有無や生活の質（ＱＯＬ）の維持・向上を考慮して、**洞調律《どうちょうりつ》維持療法**（**リズムコントロール**）か、**心拍数調節療法**（**レートコントロール**）のいずれかが選択されるのが一般的です。

抗凝固療法が基本になるのは、心

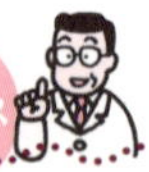

アドバイス

一過性の心房細動もある

心房細動には、発症から7日以内に自然におさまる「発作性心房細動」があります。1回限りのこともあり、その場合は、特に治療しなくても、いつの間にか発作が起こらなくなります。原因は、睡眠不足、疲労、ストレス、飲酒などです。

一過性ならば心配する必要はないのですが、発作をたびたび繰り返すようになったら要注意です。

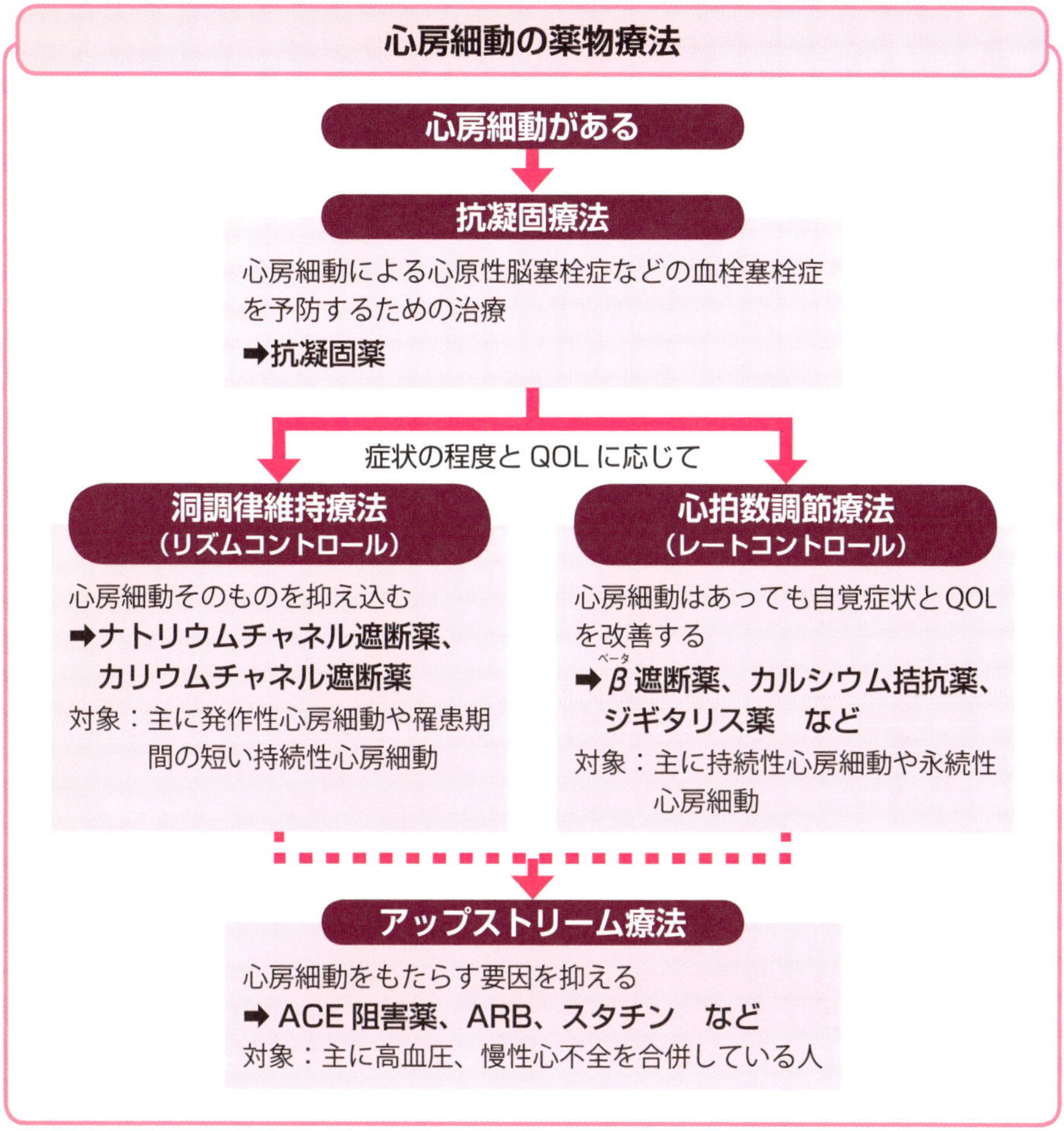

心房細動の薬物療法

心房細動がある
↓
抗凝固療法
心房細動による心原性脳塞栓症などの血栓塞栓症を予防するための治療
➡ 抗凝固薬

症状の程度とQOLに応じて

洞調律維持療法（リズムコントロール）
心房細動そのものを抑え込む
➡ ナトリウムチャネル遮断薬、カリウムチャネル遮断薬
対象：主に発作性心房細動や罹患期間の短い持続性心房細動

心拍数調節療法（レートコントロール）
心房細動はあっても自覚症状とQOLを改善する
➡ β遮断薬、カルシウム拮抗薬、ジギタリス薬　など
対象：主に持続性心房細動や永続性心房細動

アップストリーム療法
心房細動をもたらす要因を抑える
➡ ACE阻害薬、ARB、スタチン　など
対象：主に高血圧、慢性心不全を合併している人

ここが聞きたい

Q 心不全を予防する治療は？

A 心房細動のある人は、心不全も注意したい合併症のひとつです。予防のために心拍数調節を行いますが、大切なのは、心不全を招きやすい病気などがあるときは、その治療をしっかり行うことです。

心房細動がある人で心不全になりやすいのは、心臓弁膜症や心筋梗塞などの心臓病がある人、貧血のある人、腎機能が低下している人、糖尿病のある人、利尿薬を服用している人などです。

これらの危険因子が複数あるほど、リスクが高くなります。当てはまる人は、病気の治療やコントロールを行うことが、心不全の予防につながります。

房細動で**最も怖い心原性脳塞栓症を予防する**ためです。心房細動のある人は心臓内で血液がよどみ、血栓ができやすいので、これを防ぐのです。

もちろん、心房細動のある人がみな脳梗塞を起こすわけではありませんが、リスクが高いことがわかっている以上、予防対策は重要です。しかし一方で、抗凝固薬には出血を起こしやすいという副作用があり、慎重に用いなければなりません。

そこで、ＣＨＡＤＳ$_2$《チャズツー》スコア（p123）などによって脳梗塞の危険度が高い人を見極め、抗凝固薬を用いるかが検討されます。ＣＨＡＤＳ$_2$スコアは、その合計点から1年間に脳梗塞を発症する確率が予測できるといわれています。これに基づき、２０００年代には、心房細動がありＣＨＡＤＳ$_2$スコアの合計点が2点以上であれば、抗凝固療法を考えることになっていました。

それが２０１０年代になると、抗凝固療法の適応は拡大されつつあります。以前、内服の抗凝固薬にはワルファリンという薬しかなく、この薬には服用量の調節や注意点が煩雑という弱点があったのです。しかし、２０１１年以降、ダビガトランなど、脳出血を起こすリスクが低い抗凝固薬の新薬が次々に登場しました。これを受け、ＣＨＡＤＳ$_2$スコアが1点以上なら積極的に抗凝固療法を勧めるという医師も増えています。

心房細動そのものを抑える洞調律維持療法

心房細動の薬物療法のうち、洞調

もっと詳しく　抗凝固療法の新しい目安

新しい抗凝固薬の登場により、ＣＨＡＤＳ$_2$スコアに基づく抗凝固療法も、合計点が1点でも積極的に行う方向になってきましたが、２０１０年の欧州心臓病学会において、より新しい「ＣＨＡ$_2$ＤＳ$_2$-ＶＡＳ$_\mathrm{C}$スコア」が提唱されました。

こちらでは、年齢を65歳からにして2分割にし、74歳までを1点、75歳以上を2点とし、また、血管の病気（1点）、性別が女性（1点）が追加されて、合計が9点となっています。このように条件を細かく設定することで、従来のＣＨＡＤＳ$_2$スコアより抗凝固療法の適応が拡大されています。

律維持療法（リズムコントロール）とは、**心房細動そのものを改善する**治療法です。心房の心筋に作用して異常な収縮を抑え、心臓の拍動を正常なリズム、つまり洞調律に戻すというものです。薬で細動を取り除くという意味で、「薬物的除細動」ともいわれています。

洞調律維持療法に用いられる抗不整脈薬は、発作性心房細動で原因となる心臓病がない場合は**ナトリウムチャネル遮断薬**が、持続性心房細動や何らかの心臓病が原因のときは**カリウムチャネル遮断薬**が第一選択になります。

CHADS$_2$スコアとは

C	Congestive Heart Failure（うっ血性心不全）があれば…1点
H	Hypertension（高血圧）があれば……………………………1点
A	Advance age（高齢＝75歳以上）であれば ……………1点
D	Diabetes Mellitus（糖尿病）であれば ……………………1点
S	Stroke/TIA（脳卒中か一過性脳虚血発作の経験）があれば…2点

以上のうち、当てはまる項目の点数を合計したものがCHADS$_2$スコアとなる。下のグラフは、その点数の人が1年間に脳卒中を発生する確率を予測したもの。

1年間あたりの脳卒中の発生率

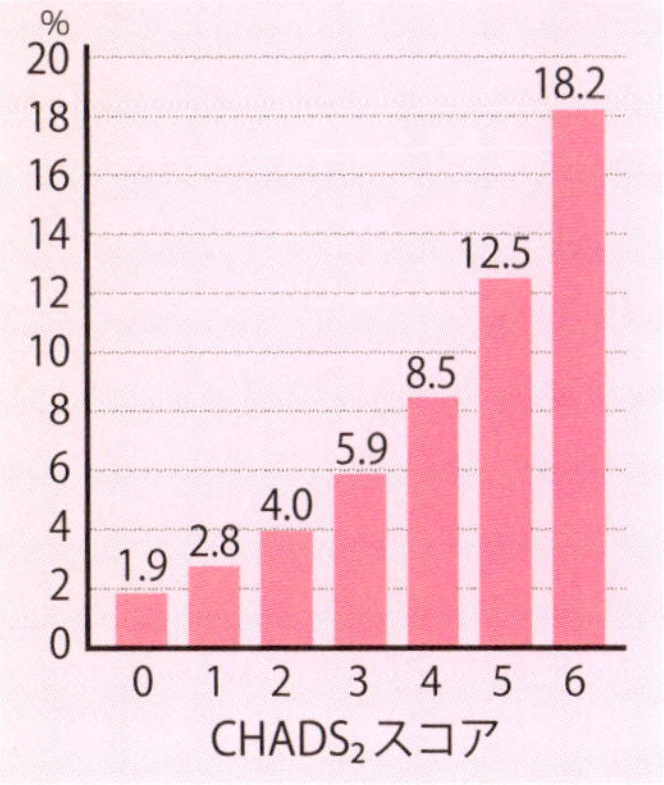

（Gage BF et al,JAMA 2001）

ここが聞きたい

Q CHADS$_2$スコアが0点なら、抗凝固療法は必要ない？

A 上のグラフの1年あたりの脳卒中発生率の予測によると、CHADS$_2$スコアが0点の場合は1.9％と確かに低い確率ではあります。

ただし、CHADS$_2$スコアが0点でも、洞調律になることのある心房細動では、洞調律になったときに「心房気絶」が生じて、心房で血流が停滞するために血栓が形成されることがあります。

少なくとも65歳以上になったら、再度検討すべきでしょう。

症状を改善する心拍数調節療法

心拍数調節療法（レートコントロール）とは、いわば**心房細動そのものは受け入れて、主に自覚症状を改善する**ための治療法です。

心拍数調節療法では心室に伝わる電気刺激を減らして、心室が過剰に収縮しないようにすることで心拍数を抑え、動悸《どうき》などの症状を改善します。心房の細動は変わりませんが、心臓のポンプ機能を正常に保つようにするのです。

以前は、心拍数調節療法はただの対症療法だと思われていましたが、最近では洞調律維持療法と比較しても脳や心臓の血管を守り、よい状態を維持できることがわかってきたため、見直されています。

心拍数調節療法に用いられるのは、**β《ベータ》遮断薬、カルシウム拮抗薬、ジギタリス薬**で、特にβ遮断薬は心拍数を減らす効果が高く、心筋の保護にも役立つことからよく用いられています。

電気ショックで心房細動を止める

この場合の電気ショック（電気的除細動）は、心室細動が起こったときなどに緊急処置として行うものとは別です。

「待機的除細動」といって、心房細動では治療法のひとつとして電気ショック療法が行われることがあります（p110）。薬物療法を行っても心房細動が続いているときなどに、**電気**

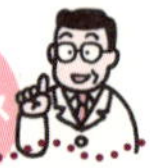

アドバイス

除細動の直後には一時的に血栓塞栓症が起こりやすくなる

電気ショックによる除細動を行うと、その直後は一時的に血栓塞栓症を起こしやすくなることが知られています。これは、電気ショックだけでなく、抗不整脈薬による薬物的除細動でも同様です。

そのため、事前に抗凝固薬を服用し、そのリスクを下げる処置が行われます。さらに、除細動が成功した場合でも、その後、4週間は抗凝固療法を行うことが大切です。

なお、塊が左心房、左心耳、左心室心尖部《しんせんぶ》にあることがわかっている場合は、電気ショックによる除細動は行いません。

心房細動に併せもつ病気によって治療が異なる

心臓弁膜症があれば	弁膜症の手術と同時に、メイズ手術などを行うこともある。除細動は再発のリスクが高い場合は行わず、心拍数調節療法を優先する。
高血圧があれば	高血圧は心房細動悪化の重大な要因であるため、血圧コントロールは必須。ARB、ACE阻害薬などの降圧薬による治療を積極的に行う。
冠動脈疾患があれば	心房細動により狭心症・心筋梗塞などが悪化しやすいため、心房細動を抑えるより、心筋の虚血を改善する治療を優先する。
心不全があれば	心房細動があると心機能低下がさらに進むが、ナトリウムチャネル遮断薬はかえって悪化させかねない。抗凝固療法＋ARB、ACE阻害薬で心機能の改善を目指す。
拡張型心筋症があれば	心房細動により心不全が助長され、血栓塞栓症のリスクも増す。心機能を維持するため、心拍数調節療法を優先的に行い、心不全の進行を防ぐ。
肥大型心筋症があれば	緊急時には電気ショック療法を行う。発作性または持続性心房細動には、カリウムチャネル遮断薬のアミオダロンが有効。
WPW症候群があれば	心室細動に移行し、突然死に至る危険があるため、カテーテルアブレーションで治療する。抗不整脈薬は悪化を促すものがあり、慎重に用いる。
洞不全症候群（徐脈頻脈症候群）があれば	徐脈の治療を優先し、ペースメーカー植込みを行ってから抗不整脈薬で頻脈を治療する。血栓予防のための抗凝固療法も必要。
慢性呼吸器疾患があれば	ベラパミル、ジルチアゼムなどで心拍数調節を行う。血行動態が不安定な場合は電気ショック療法が向くとされる。
甲状腺機能亢進症があれば	甲状腺機能の治療を優先しながら、β遮断薬などによる心拍数調節療法を行う。甲状腺機能が正常化すると、心房細動が止まることが多い（約70%）。

ショックを与えて発作を止めるのが目的です。即効性のある治療ですが、これで根治するわけではありません。また発作が起こる場合は、薬物療法を行ったり、場合によってはカテーテルアブレーションを行うこともあります。

症状が強い、薬が効かない場合はカテーテル治療も

心房細動でカテーテルアブレーションが検討されるのは、自覚症状が非常に強い場合や抗不整脈薬の効果があまりない場合です。また、患者さんの年齢が若く、今後長期間にわたって抗不整脈薬の服用を続けることになるケースなども対象となります（下段）。

ただ、心房細動のカテーテル療法は技術的に難しく、成功率も60～80％程度で、合併症のリスクも高くなります。一度で治らず、2～3回繰り返し行うこともあります。理由は、心房細動の原因箇所です。

多くの心房細動の原因は、肺静脈にあります。そこまでカテーテルを進めるには、右心房に入れたのち、心房中隔に孔を開けて左心房に入り、左心房と4本ある肺静脈の接続部を一周ぐるりと焼灼《しょうしゃく》することになります。治療範囲が広く、時間も3～4時間かかることがあります。

こうした理由もあり、心房細動のカテーテルアブレーションを行える医療機関は限られます。

なお、手術による治療もないわけではありませんが、ほかの心臓病の手術の際に併せて行われる程度です。

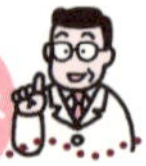

アドバイス

心房細動に対するカテーテルアブレーション適応の目安

上記のとおり、心房細動のカテーテルアブレーションは合併症のリスクも高く、また受けられる医療機関が限られるため、本当に適する人に絞って行うことが重要になります。

対象となるのは、症状が強いなど上記のケースのほか、「ほかの心臓病がない」「左心房の拡張が認められない」「発作性心房細動、もしくはあまり進行していない持続性心房細動」などの場合です。

一方、「高齢者」「10年以上継続している永続性心房細動」などの場合は、カテーテルアブレーションは勧められません。

ここが聞きたいQ&A

心房細動の治療で迷うときは？

Q ドキドキする発作をなんとかしたいが…？

A 動悸などの自覚症状が強い場合、薬物療法では「心拍数調節療法」を選択する方法があります。心房の細動そのものを抑えるわけではありませんが、心臓がドキドキするなどの症状の改善には効果が期待できます。

また、症状が非常に強くて生活にも支障があるほどなら、カテーテルアブレーションも考えられます。対象となる場合は、この治療で根治を目指すという選択肢もあります。

Q 症状がなくても、治療が必要？

A 心房細動では自覚症状がほとんどない人も少なくありません。そのため、薬を服用することになっても、「症状もないのに」と思う人が多いようです。しかし、心房細動の治療の必要性は症状の有無には関係ありません。特に、抗凝固療法は血栓を防ぎ、脳梗塞などの重大な合併症を予防するために必要な人がいます。

Q 発作で電気ショックを繰り返しています

A 電気ショックは麻酔下で行うため、たびたび受けるのは体の負担が大きいでしょう。この場合は、薬物的除細動に切り替えて、洞調律維持療法で心臓の拍動リズムの正常化をはかり、併せて抗凝固療法を続けるほうが適していると考えられます。

あるいは、根治を目指し、カテーテルアブレーションを受ける方法もあります。適応となるかを含め、医師に相談してみるとよいでしょう。

Q カテーテルアブレーションを受けたが、心房細動が止まらない

A カテーテルアブレーションの成功率は発作性心房細動と持続性心房細動では異なり、効果が高いのは発作性心房細動です。この場合、1回のアブレーションで50％ほど、2回目で80～90％の成功率になります。ただしこれは治療後1年を経過した時点での治療成績です。

一般に、カテーテルアブレーションを行った直後に止まらなくても、1～2か月後に止まるのはよくあることです。すぐに止まらなくても、あわてずに様子をみてください。3か月以上経過してもおさまっていないと判断されたときは、再度受けることも可能です。

発作性上室頻拍・心房粗動の治療

カテーテル治療を行えるかどうかが治療選択のポイント

発作性上室頻拍は、心房や洞結節《どうけっせつ》、房室結節などの上室と呼ばれる部分に興奮旋回路があり、電気的興奮がグルグルと旋回するのが原因です。そこで、この旋回路をカテーテルアブレーションによって焼き切って、電気的興奮が伝わらないようにします。

心房粗動には、右心房の三尖弁《さんせんべん》周辺に電気的興奮が旋回するリエントリーが起こる「通常型」と、それ以外の「非通常型」があります。非通常型はカテーテルアブレーションが難しいのですが、ほとんどは通常型

カテーテルアブレーションで多くは発作が起こらなくなる

発作性上室頻拍と心房粗動は、どちらも**カテーテルアブレーションによる治療効果が高く、ほぼ根治が期待できます**。そのため、カテーテル治療が適応となるケース（左ページの表）では、治療の第一選択になっています。

カテーテルアブレーションの適応については、発作性上室頻拍では1か月に1回以上発作が起こる人は検討したほうがよいといえます。

知っておきたい

ＷＰＷ症候群で心房細動が起こることも

ＷＰＷ症候群は、正常な電気的興奮の伝導路以外に、ケント束《そく》と呼ばれる副伝導路がある病気で、しばしば発作性上室頻拍を起こします。

さらに、副伝導路が電気的興奮を伝えやすいタイプの場合は、心房細動を合併することがあり、発作が続くと心室細動に移行して、ときに突然死に至ることもあるので、危険です。

で、三尖弁周辺のリエントリーが起こる部位を、カテーテルアブレーションで焼き切ると、ほぼ根治が望めます。特に、症状が強く、失神や心不全を伴う人や、日常生活に支障がある、薬の効きが悪いという場合には、カテーテルアブレーションが勧められます。

カテーテルアブレーションが勧められる人

- ●WPW症候群に伴う発作性上室頻拍で、突然死につながる危険なタイプ
- ●発作により失神したことがある
- ●心不全の症状がある（むくみや全身のだるさなど）
- ●症状により日常生活に支障がある
- ●頻繁に発作が起こる
- ●薬物療法を行っても発作が起こる

カテーテル治療を行わない場合は薬で発作を抑える

高齢者や、ほかに重い病気があるなどで、カテーテルアブレーションを行えない場合は、薬物療法を行うことになります。

発作性上室頻拍では、発作の予防に**カルシウム拮抗薬**、**β《ベータ》遮断薬**、**ナトリウムチャネル遮断薬**などの抗不整脈薬が用いられます。

心房粗動には抗不整脈薬がなかなか効きにくい傾向がありますが、**カリウムチャネル遮断薬**などが用いられます。心房粗動が続くと血栓が生じることがあるため、血栓塞栓症のリスクが高い人は、**抗凝固薬**の使用も検討します。

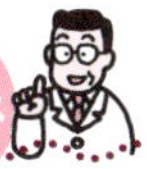

アドバイス

起きた発作をすぐに止めるには

発作性上室頻拍で急に激しい動悸《どうき》がしたときなど、「迷走神経刺激法」（p98）により、自分で発作を止められることがあります。安全で、簡単に行えるのは「バルサルバ法」です。大きく息を吸った後、10秒ほど息を止めます。また、冷水に顔をつける方法も効果的です。

医療機関で受ける処置には、ATPやナトリウムチャネル遮断薬の静脈注射があります。

心房粗動では電気ショック（電気的除細動）が確実です。麻酔をしたうえで、医師が電極パドルを患者さんの胸に当て、電気ショックを与えて発作を止めます。

心室不整脈の治療

危険度によって主に薬かICDかが選択される

突然死の危険性が低いタイプは薬物療法が中心

「心室期外収縮」や「心室頻拍」「心室細動」などの心室不整脈では、突然死につながる危険なタイプかどうかによって治療方針が決まります。突然死の危険性が低いタイプの治療は、薬物療法が中心です。

心室期外収縮は、基本的に薬物療法の必要はありませんが、症状が強い場合や、心筋梗塞など心臓の基礎疾患がある人などでは、薬物療法が行われます。使う薬は、基礎心疾患の有無や心機能、心電図波形のタイプなどを考慮して選択されます。

心室頻拍もタイプによって危険度が異なり（左ページの表）、それに応じて治療法が選択されます。

30秒未満で自然におさまる「**非持続性心室頻拍**」の場合、ほかのリスクも低ければ、多くは心室期外収縮と同様に治療が不要です。治療が必要な場合は薬物療法を行います。薬は、心機能が正常で心筋梗塞などの既往歴がなければ**ナトリウムチャネル遮断薬**が、既往歴があれば**カリウムチャネル遮断薬**がまず用いられ

もっと詳しく

特発性心室頻拍とは

特発性心室頻拍とは心機能が正常で基礎心疾患がないのに起こる心室頻拍です。原因となる電気刺激の発生部位が右心室にあるタイプと左心室にあるタイプがあり、治療法も異なります。

右心室に原因があるタイプは運動で誘発されることが多く、β《ベータ》遮断薬やATPが用いられます。左心室に原因があるタイプには、カルシウム拮抗薬が有効です。両者ともに発作予防にはカテーテルアブレーションが効果的です。

ます。心機能が低下していれば、カリウムチャネル遮断薬の**アミオダロン**が主に用いられます。

一方、30秒以上続く「**持続性心室頻拍**」の場合は必ず治療が必要で、薬物療法では主に**カリウムチャネル遮断薬**が用いられます。

心室頻拍の危険度を決める要因

	リスク低	リスク高
持続時間	30秒未満 （非持続性）	30秒以上 （持続性）
心電図波形	単形性	多形性
血流の状態	安定	不安定
基礎心疾患	なし 心機能正常	心筋梗塞、心筋症、 弁膜症など

心室不整脈と治療法の一般的な選択

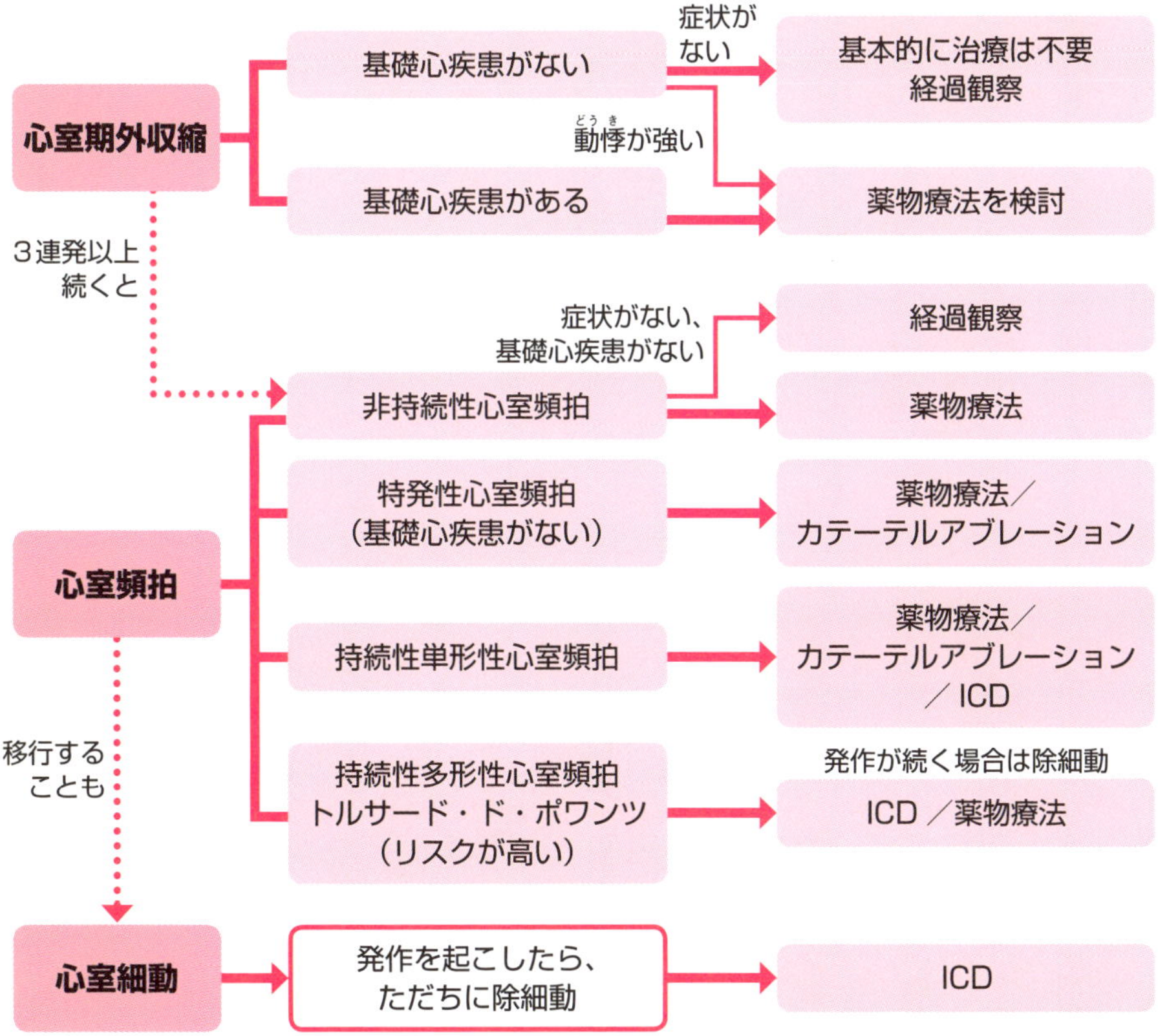

突然死の危険性が高いタイプはＩＣＤで備える

心室細動と、リスクが高いタイプの**心室頻拍**は「致死性不整脈」といわれる、突然死の危険性が高い不整脈です。心室頻拍のなかでは、**持続性多形性心室頻拍**や**トルサード・ド・ポワンツ**（ｐ63）などがハイリスクで、基礎心疾患がある、失神を起こすという場合は危険度が高くなります。

こうした不整脈が発生したら、緊急処置として**電気ショック**（**電気的除細動**）を行いますが、起きてしまったら命にかかわるだけに発作への備えが重要です。そこで、心室細動を起こした人、リスクの高い心室頻拍のある人には、**ＩＣＤ**（**植込み型除細動器**）の植込みが推奨されています。

ＩＣＤは、致死的な不整脈の発作が起こったときに、それを感知し、自動的に電気ショックを与えて心臓の拍動を正常に戻します。最近では、ペースメーカー機能を備えたタイプもあり、除細動後に拍動が遅くなったり止まったりしたときにペーシングして正常な拍動にします。

●ＩＣＤを入れた後で発作が頻発したら

植込み後、発作が頻繁に起こるとＩＣＤの電池消耗が著しく、たびたび電気ショックを受けるのは患者さんにとっても負担です。その場合は、発作を減らすために、**カリウムチャネル遮断薬とβ遮断薬の併用**がよく行われます。

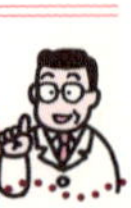

アドバイス

心臓病のある人が失神を経験したらハイリスク

持続性心室頻拍や心室細動は、もともと心筋梗塞、心筋症（拡張型、肥大型）など、基礎心疾患がある人によくみられる不整脈です。

こうした心臓病のある人が失神したら、たとえそれまでに心室細動や持続性心室頻拍が確認されたことがなくても要注意です。電気生理学的検査などで、心臓突然死の危険度が高いとされれば、ＩＣＤの植込みが勧められることもあります。

そのほか、ブルガダ症候群やＱＴ延長症候群がある人で、心肺蘇生を受けた経験がある場合も、ＩＣＤが適応となります。

心室不整脈の危険度は？　治療の必要性は？

Q 非持続性心室頻拍で失神しました。心臓病がなくても危険？

A 一般に、非持続性心室頻拍は、心不全や心筋梗塞などの基礎心疾患がなければ、治療は必要ないとされています。しかし、失神という症状は見過ごせません。詳しい検査を受け、本当に心臓病が潜んでいないか調べる必要があります。

ブルガダ症候群やQT延長症候群など、一見、健康な人に潜んでいる不整脈もあります。これらはいずれも命にかかわるタイプの不整脈で、軽視できません。こうした病気の可能性も含めて、非持続性心室頻拍が起こる原因を探ります。

非持続性心室頻拍は低カリウム血症によって起こることもあります。低カリウム血症はホルモンの病気や、利尿薬や漢方薬など、ある種の薬剤が関係していることもあり、そうした原因がある場合も考えられます。まずは、精密検査による原因究明を優先しましょう。

Q 期外収縮でも回数が増えると薬が必要？

A 基礎心疾患がない人なら、期外収縮の回数が増えても特に治療は必要ありません。

医師から薬は不要といわれているなら、あまり気にしないほうがよいでしょう。

ただし、頻繁に起こる期外収縮が負担になって、日常生活に支障をきたすときは、ナトリウムチャネル遮断薬やβ遮断薬などの薬が出されることもあります。

Q 心臓病はないが、健康診断の心電図検査で「QT延長」といわれた

A QT延長とは、電気刺激によって興奮した心室の心筋が、回復するまでの時間が延長していることを意味します。QT延長が起こると心室頻拍や心室細動、トルサード・ド・ポワンツなどの危険な心室不整脈が起こりやすいといわれています。

子どものころから原因不明の失神を何度も起こしているような場合は、すぐに精密検査を受けるべきです。

ただ、QT延長は抗うつ薬や抗生物質、胃薬やかぜ薬などによっても起こることがあります。こうした要因のチェックも含め、一度専門医で原因を調べる検査を受けたほうが安心です。

徐脈性不整脈の治療

自覚症状のある人が対象になる

治療の中心はペースメーカー

徐脈性不整脈には、「洞不全症候群」や「房室ブロック」などがあり、拍動のリズムが遅くなったり、一時的に止まったりします。

軽度の場合には症状がないことも多く、その場合は治療は不要ですが、**息切れやだるさなどの心不全症状**が現れたら治療の対象となります。さらに注意が必要なのは、脳への血流が悪くなることによって起こる**めまいや失神**です。これらは、転倒に伴うけがをはじめ、車や機械の操作中であれば重大な事故につながる危険があるため、放ってはおけません。

徐脈性不整脈の治療の中心は、**ペースメーカーの植込み**です。心臓の拍動が遅くなりすぎたとき、これを感知して、自動的に電気刺激を発生させて心筋に刺激を与えます。これにより心拍数を増やし、正常な拍動リズムに近づけ、めまいや失神などの症状を防ぐことができます。

ペースメーカーの植込みというと抵抗がある人も多いのですが、手術そのものは局所麻酔で行える、安全

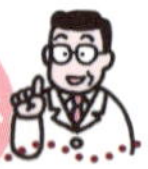

アドバイス

ペースメーカーの本体は右胸に植込むこともできる

ペースメーカーやＩＣＤの本体部分は左胸、鎖骨下あたりに植込むことが多いのですが、右胸に植込むことももちろん可能です。基本的に、利き手の反対側に植込むので、左利きの人であれば右側に植込みます。また、まれに植込んだ部分の皮膚が壊《え》死《し》を起こすなどの問題が生じることがあり、そのような場合も反対側に再度植込みます。

性の高い手術です。いつ、めまいや失神を起こすかわからない状態より、ペースメーカーで心拍を整えるほうが安心といえます。

徐脈性不整脈に用いられる主な薬

副交感神経遮断薬…アトロピン
心拍を抑える副交感神経のムスカリン受容体に作用し、この働きを阻害して心拍数を増やす。

β刺激薬…イソプレナリン
心筋細胞のβ受容体を刺激して、拍動を促す。洞結節《どうけっせつ》での刺激の生成や、房室結節の伝導を改善する働きがある。

抗血小板薬…シロスタゾール
抗血小板作用以外に頻脈にする副作用があり、これを利用する。主に高齢者に用いられる。健康保険の適用対象外。

徐脈性不整脈に対する薬は一時的に使われることが多い

徐脈性不整脈の治療の第一選択は、前述のペースメーカー植込み術です。したがって、**薬物療法**はペースメーカーの植込み術を受けるまでのつなぎで用いられることがほとんどです。ただし、高齢者やペースメーカーの植込みができないときは、薬物療法を続けることもあります。

主な薬は、心拍数を抑える副交感神経の働きを抑制する**副交感神経遮断薬**と、心臓の拍動を促す**β《ベータ》刺激薬**です。また、副作用として頻脈になる**抗血小板薬**が使われることもあります。これらはのみ薬で処方されるほか、静脈注射や点滴で用いられることもあります。

ここが聞きたい

Q 徐脈があってめまいがある場合はペースメーカーが必要？

A めまいがあるとき、それが確実に徐脈によるものであれば、ペースメーカーの植込みを検討したほうがよいでしょう。

心電図検査を受けて、3秒以上心停止が続く、あるいは1分間の心拍数が40回以下になるような徐脈性不整脈があれば、めまいの原因となっている可能性が高いと考えられます。

症状が軽いめまいだけなら、医師に相談して経過をみる選択肢もありますが、失神が起こるようになったら放置せず、ペースメーカー治療を受けることが勧められます。

インフォームドコンセントとセカンドオピニオン

自分の治療については納得したうえで選択を

インフォームドコンセントとは、医師が病気や治療法などについて十分に説明し、患者さんがそれを理解し、治療法などの選択に同意したうえで治療を進めることです。

不整脈の治療では、薬だけでなく、ペースメーカーやICDなど体内に機器を植込むといった特殊な治療法もあります。メリットとデメリット両方の情報を提示してもらい、医師とよく話し合って決めていきましょう。医師は、患者さんに左表の情報を提供することになっています。患者さんもわからないこと、不安なことは医師に質問し、納得して選ぶことが大切です。

非薬物療法について提供される情報

①病気に関する情報

- 不整脈の種類、重症度、基礎心疾患の有無など

②治療内容とそれによってもたらされる効果に関する情報（一般的な情報だけでなく、その医療機関での実績なども）

- 治療目的と内容（ペースメーカーやICDなどを使用する場合は、機種や製造会社なども）
- 治療効果と成功率、急性期の合併症の種類とその重症度や発生頻度
- その治療法を選択する根拠など

③ほかの治療法について

- 薬物療法やほかの非薬物療法
- その医療機関以外の施設で可能な治療法。それによる効果と成功率、合併症など

④治療を行わず、放置した場合に予想される結果など

⑤それぞれの不整脈における、その治療法の位置づけ、予測できない合併症の可能性、今後の治療法の進歩の可能性など

セカンドオピニオンを得るには

セカンドオピニオンとは、別の医師の意見を仰ぐことです。治療法や診断結果に不安がある、あるいは別の方法がないか知りたいというときは、セカンドオピニオンを得るのも一法です。この場合は、検査結果や治療の経緯がわかる資料を持参するのが基本です。これまでみてもらった医師が気を悪くするのではと心配する人もいますが、そんな遠慮はいりません。

セカンドオピニオンを頼む医師は、自分で探すほか、主治医に相談してもよいでしょう。

第7章

日常生活の工夫

不整脈がある人は、原因となるような生活習慣を見直すとともに、発作の誘因や、機器を植込んだ人では機器への影響にも気をつけて暮らす必要があります。不整脈とうまくつきあう工夫も心がけていきましょう。

不整脈がある人の生活

日常生活のなかで発作の誘因をできるだけ減らす工夫を

精神的・身体的ストレスが不整脈の誘因になる

不整脈の発生に関わる要因は日常生活のなかにもたくさんあります。不整脈のある人は、治療と併せて生活習慣の見直しが欠かせません。

心身に加わる**ストレス**は不整脈を起こしやすくするだけでなく、不整脈の原因となる高血圧や糖尿病、狭心症・心筋梗塞などの病気を悪化させることにもなります。特に、**睡眠不足**、**疲労**、**お酒の飲みすぎ**などの生活習慣は、自律神経の働きに悪影響を与えます。

不整脈は、自律神経と密接な関係があります。自律神経には交感神経と副交感神経があり、この2つがバランスよく働くことで体の機能はコントロールされています。緊張したときには交感神経が優位に働いて心拍数を増やし、リラックスしているときは副交感神経が優位になり、拍動はゆっくりになります。

しかし、ストレスや過労などで無理をすると自律神経のバランスが乱れ、心臓の働きにも影響し、不整脈が起こりやすくなります。

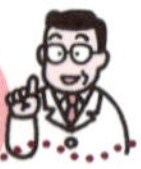

アドバイス

注意！致死性不整脈は朝起こりやすい

自律神経は、夜間睡眠中には副交感神経が優位、朝起床時間が近づくと交感神経が優位になるしくみになっています。その切り替わりの時間帯にあたる早朝には、血圧が上昇し、心拍も速くなってきます。このとき心臓に負担がかかり、心室細動などの突然死につながる不整脈が発生しやすいのです。不整脈のある人は、朝こそゆっくり、を心がけましょう。

不整脈を起こしやすい生活習慣

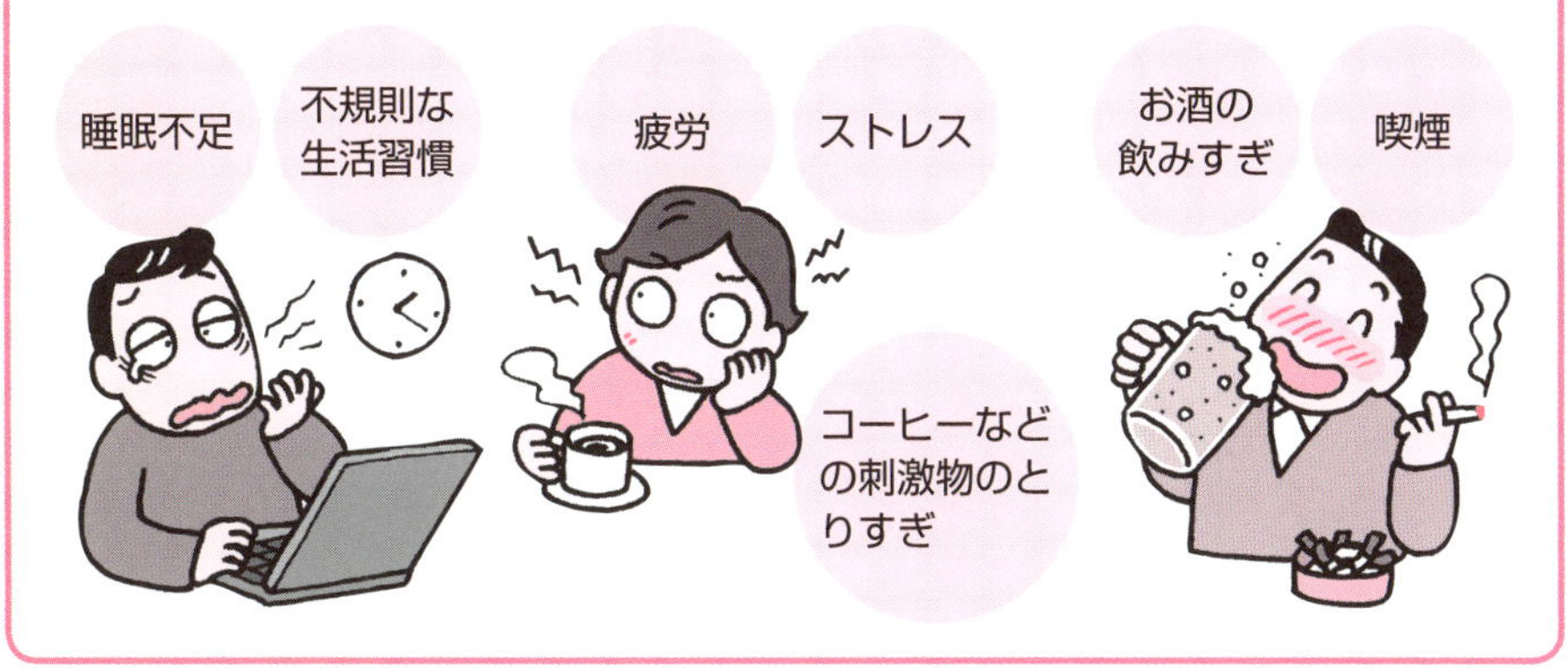
睡眠不足
不規則な
生活習慣
疲労
ストレス
コーヒーなど
の刺激物のと
りすぎ
お酒の
飲みすぎ
喫煙

自律神経、血圧、心拍数の急激な変動は要注意

不整脈がある人は、心臓への負担を軽減することが重要です。不整脈の発作を防ぐだけでなく、脳卒中や狭心症・心筋梗塞といった命にかかわる病気を引き起こさないためにも大切なことです。

そのためには、**規則正しい生活で自律神経の働きを整える**とともに、**血圧や心拍数の急激な変動に注意し**ましょう。

血圧や心拍数はささいなことで大きく変動します（p142）。血圧が急に高くなったり、あるいは低くなったりすると、その振り幅が大きいほど、心臓に大きな負担となって不整脈を起こしやすくなります。

知っておきたい

不整脈を起こしやすくする要因

不整脈を起こす要因は、心臓病だけとは限りません。

肥満や高血圧、高血糖などはいずれも動脈硬化を促し、結果的にそれが心臓に負担をかけることになります。

中高年になると、予備軍も含め、高血圧や糖尿病になる人が増えてきます。その根底には、肥満や運動不足が影響しているため、食事や生活習慣を改善し、血圧や血糖値を良好な状態にコントロールすることが不整脈の治療にもつながります。

不整脈の原因につながる食習慣を見直す

　不整脈の場合、それだけで特別に食事制限が必要になることはありません。ただ、原因となっている心臓病などで制限がある場合は、それを守ることが大切です。

　また、高血圧や高血糖、脂質異常などがあると動脈硬化を促したり、高血圧や糖尿病を悪化させたりして、結果的に心臓に負担をかけます。そのため、病気や症状に応じた食事の注意を守ることも必要です。

　食生活の注意点は生活習慣病の予防・改善と同じです。**塩分や脂質の摂取を控え、食物繊維を積極的にとります。肥満がある人は食べすぎに注意します。**

心臓にやさしい食事のポイント

食塩をとりすぎない

高血圧の人は1日6g未満を目安に減塩する。慢性心不全は軽症なら1日7g以下、重症の場合は1日3g未満に。

お酒、コーヒーはほどほどの量に

どちらも飲みすぎは厳禁。お酒はストレス解消に適量を飲むのはOK。コーヒーも1日1～2杯を目安に。

バランスよく食べてミネラルもしっかりとる

カルシウムやカリウムなどのミネラルは心筋の働きに影響する。多種類の食材をバランスよく食べるよう心がける。

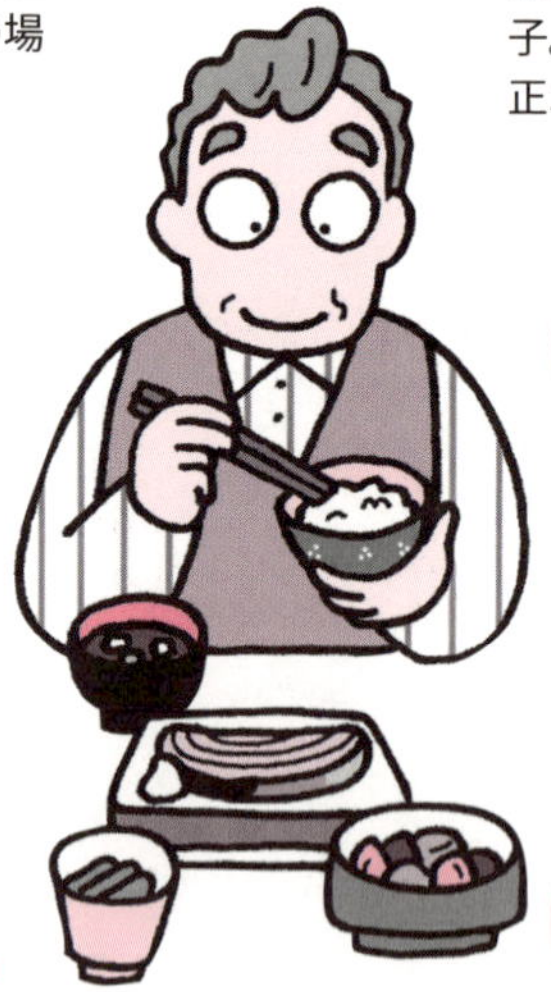

食べすぎを避け肥満を解消

肥満は高血圧や糖尿病の危険因子。心臓にも負担をかける。適正エネルギーを守って食べる。

食物繊維を多くとる

血糖値や血中脂質の上昇が抑えられる。また、排便時のいきみは血圧上昇の原因になるので、便秘対策のためにも多くとる。

動物性脂肪をとりすぎない

コレステロール値が高い人は、動脈硬化を悪化させやすいので控える。肥満のある人も控えめに。

不整脈や心臓病に応じて無理のない運動を習慣に

適度な運動は、全身的な健康のためにも、ストレス発散のためにもお勧めですが、不整脈や心臓病がある人には注意点があります。

不整脈のタイプによっては、運動により発作の頻度が減るなどのメリットがあるのですが、逆に運動が発作を誘発する場合もあります。また、慢性心不全がある場合などは、運動で心臓に負荷をかけすぎると悪化させます。**不整脈のタイプや心臓病によっては、運動制限がある**ことを知っておきましょう。

運動を始めるときは事前に医師に相談し、適切な運動量や内容を確認してからのほうが安全です。

安全な運動のための注意点

無理のない運動を

体力維持や体調を整えるためにはウォーキングがお勧め。ただし、無理はせず、体調が悪いときは休む。

早朝の運動は避ける

起床直後は自律神経が切り替わる時間帯。血圧や心拍数が変動し、発作を誘発しやすいため、運動は避ける。

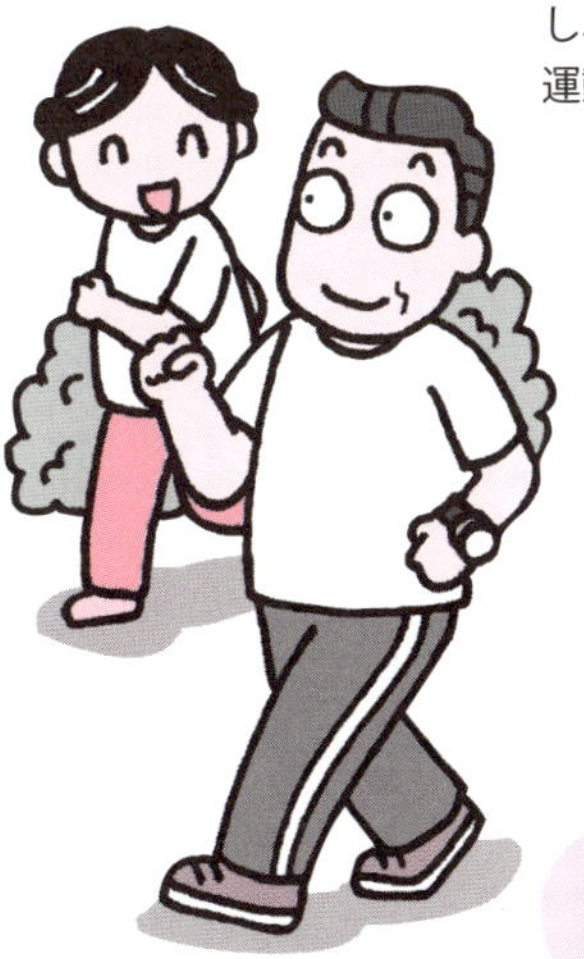

脈拍のチェックを習慣に

運動強度や体調を確認するため、自分で脈拍をチェックする習慣を。異変があったら、すぐに運動を中止し、様子をみる。

こまめな水分補給で脱水を防ぐ

汗をかいたら、そのぶん水分を補給する。脱水が起こると、薬が効きすぎるなどの副作用が出やすくなる。

体を急に冷やさない

運動直後、暑いからといって汗も拭かずに冷風に当たらない。汗をよく拭いて、体を急に冷やさないように注意する。

ウォーミングアップ、クールダウンを忘れずに

運動前には、ストレッチや軽い体操で体をほぐす。運動後も同様にストレッチなどで徐々に心拍数を落ち着かせる。

心拍数や血圧を急変動させる行動に気をつける

心拍数や血圧の急激な変動は心臓に負担をかけます（p139）。しかも、特別なことではなく、ふだん何気なくやっている習慣が血圧を変動させたり、心拍数を増やしたりする引き金になっていることもあるのです。日常のちょっとした気配りが不整脈の発作を防ぎ、脳卒中や心筋梗塞などの重大な病気を防ぐために役立つことがあります。

特に気をつけてほしいのは、下記のような入浴や排泄《はいせつ》に関することです。季節でいえば、特に**冬が危険で**す。**浴室やトイレは発作の多発地帯**であることを知り、くれぐれも用心しましょう。

日常生活の注意点

トイレは洋式便座に腰かけて

立ったまま排尿すると血圧が急激に下がる。男性でも便座に座って排尿したほうが、血圧変動が少ない。

便秘を防いでいきみを避ける

排便時のいきみは血圧を上昇させる。いきむ時間が長いと、それだけ心臓に負担がかかるので、便秘の予防・解消を心がける。

尿意をがまんしない

血圧は、尿意をがまんしているときは高く、排尿した瞬間急激に下がる。これによりめまいや失神を起こすこともある。

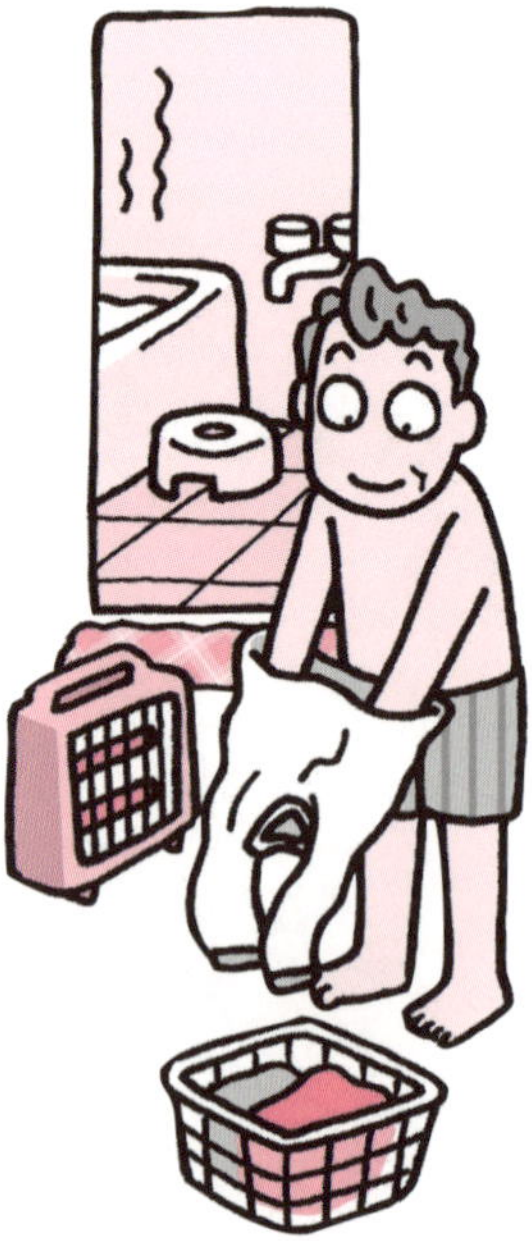

寒い時季にはトイレや浴室も暖める

トイレや浴室は居室より寒く、急激な気温変化で血圧が急上昇する。冬はトイレや浴室、脱衣所にも暖房を。

食事の直後の入浴は避ける

食後は一時的に血圧が下がっており、このとき入浴すると血圧が上昇し、揺さぶることに。高齢者では脳貧血を起こす危険もある。

一番風呂、熱い湯は要注意

湯の温度が高すぎると血圧が上昇し、心臓に負担がかかる。40～41度を目安に。温まっていない浴室で熱い湯に入る一番風呂は避ける。

ここが聞きたい Q&A

日常生活の何が危ない？

Q お酒は、どれくらいなら飲んでもよい？

A 不整脈がある人は、基本的に飲酒は勧められません。しかし、晩酌でストレス解消やリラックスをはかる人は多いもの。医師の許可があれば、適量を守って飲みましょう。

男性なら1日にビール中瓶1本（500㎖）まで、日本酒なら1合程度が目安です。女性は、この半分程度が適量とされています。

Q 性生活はあきらめなければならない？

A セックスは心拍数を増加させるため、基本的には運動と同じだと考えましょう。したがって、運動で発作が誘発されるタイプの不整脈や心機能が低下している人の場合は、制限されることがあります。

ただし、一般にはリラックスして行うセックスであればほとんど問題ありません。セックスの際の事故は、ふだんと違う相手との行為の場合に多いといわれています。

なお、植込み型除細動器（ICD）を植込んだ人の場合、セックス中に誤作動が起こる可能性がありますが、万一起きても、パートナーは微量の電流で皮膚がピリピリするくらいで、特に心配はありません。

Q 突然死を起こすのはどんな運動？

A 心臓に強い負荷がかかる種目は危険です。最も多いのはランニングですが、中高年では意外な競技にも落とし穴があります。

ゴルフやゲートボールなど、一見心臓への負担がなさそうなものでも、パターを狙うときにドキドキしたり、勝負に夢中になるあまりイライラしたりカッとなったりして血圧を揺さぶることがあります。また、ゴルフの早朝スタートは、発作の多発時間帯と重なるため要注意です。

Q どのくらい運動しても大丈夫なのかわからない

A 運動によって発作が誘発されるタイプの不整脈は、基本的に運動は避けるべきです。自分がこのタイプかどうかは、運動をしながら心電図を測定する「運動負荷心電図」をとると調べることができます。

医師に相談し、検査を受けたうえで運動の許可が出たら、心臓に負担がかからない運動の種類や内容、運動量を処方してもらうと安心です。

機器を植込んだ人の日常の注意

ペースメーカーやICDの誤作動を招く電磁干渉を避ける

強い磁力や電磁波の影響に注意する

ペースメーカーや植込み型除細動器（ICD）を植込んだ人は、日常生活での注意事項があります。これらの機器は、強い磁力や電磁波によって誤作動したり、設定が変わったりすることがあるからです。そこで、磁力や電磁波を避けるため、以下の点に気をつけてください。

エンジンをかけた状態の**自動車のエンジンルーム**は要注意です。最近よく見かける**スマートキー**搭載の車もいくつか注意事項があります。

そのほか、**高圧電線**や**強い発電装置**、**放送の送信用アンテナ**などにも近づかないようにします。

医療機関では、**MRI**や**MRA**の検査は原則として受けられません。ほかにも注意が必要な検査や影響を与える器具があるため、事前に申告しておきます。家庭用の治療器具でも、**電極**を体に貼って使うマッサージ器などは事前に確認してください。

携帯電話や**パソコン**は、機器の本体に近づけすぎなければ、神経質になる必要はありません（下段）。

アドバイス

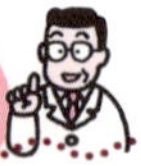

携帯電話の影響はあまり心配しなくて大丈夫

携帯電話（PHSやコードレス電話も含む）の使用に関しては、極端に近づけすぎなければ、あまり怖がる必要はありません。

使用時には、機器本体から22㎝以上離して操作するとされていますが、実際には特に本体に近づけなければ大丈夫です。なお、胸ポケットに入れると距離が十分にとれないので、電源を切るか、かばんにしまいます。

電磁干渉を避けるための注意点

家庭用電化製品

IH調理器は加熱時に、IH炊飯器は保温中にも電磁波が出ている。いずれも使用中は50cm以上離れる。

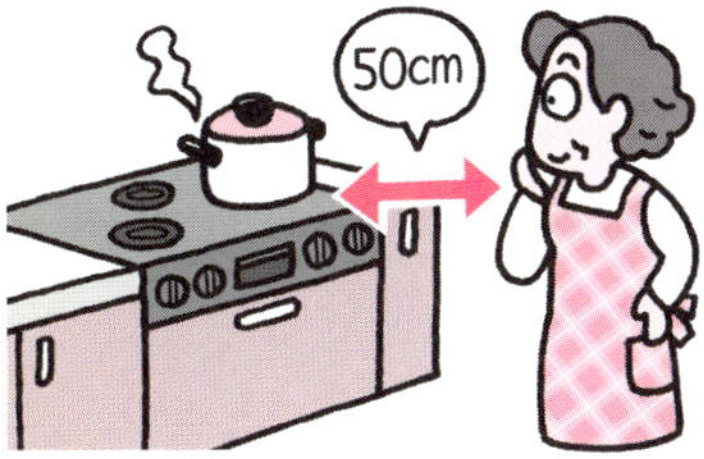

携帯電話、パソコン

携帯電話は植込んでいる胸と反対側の耳に当て通話を。ノート型やタブレット型のパソコンを持つときは、植込んだ側のわきに抱えない。

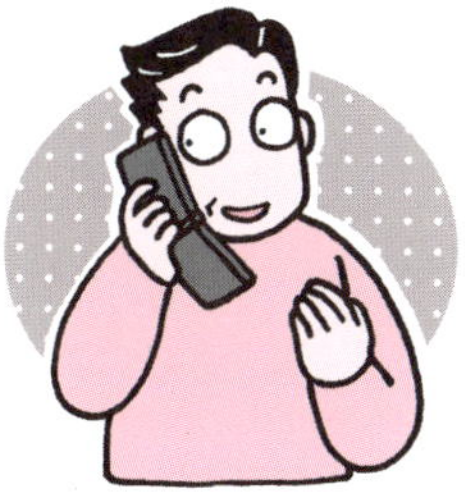

電子商品監視機器

店舗や図書館などの出入り口に設置されていることが多い。できるだけ近寄らず、通過する際は真ん中をすみやかに通り抜ける。

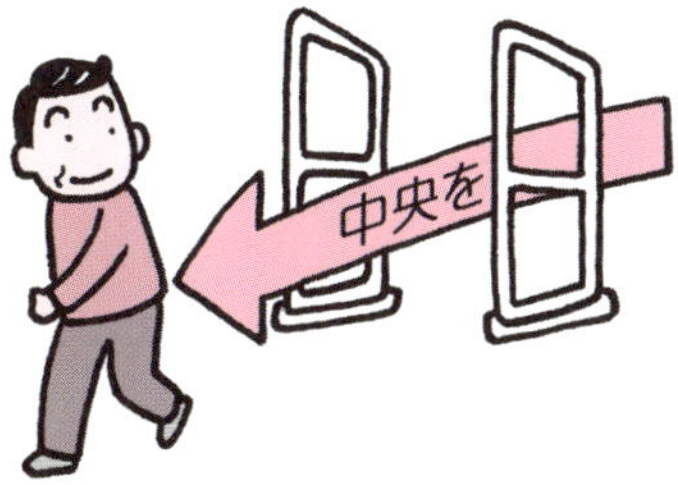

自動車

エンジンをかけたまま、ボンネットを開け、中をのぞき込まない。整備するときは必ずエンジンは停止させた状態で行う。

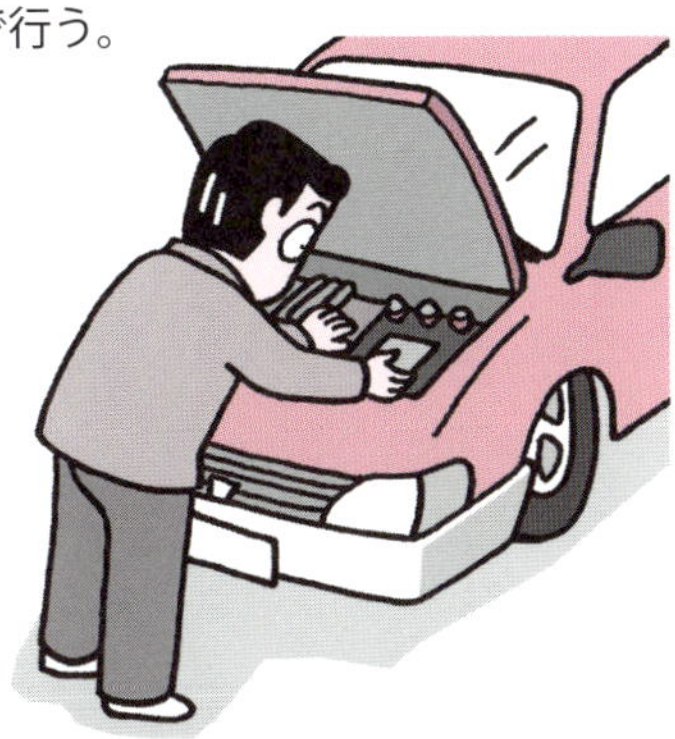

キーの差し込み操作なしでドアの開閉、エンジン始動ができるスマートキー搭載の車では、車載アンテナとの距離に注意する。車体に寄りかかるのは避け、乗り降りの際には車載アンテナに近づきすぎない。ドアの開け閉めも必要最低限に。

金属探知機

空港の手荷物検査場などの金属探知機も機器に影響を及ぼすことがあるので、係員にあらかじめ申し出るとよい。

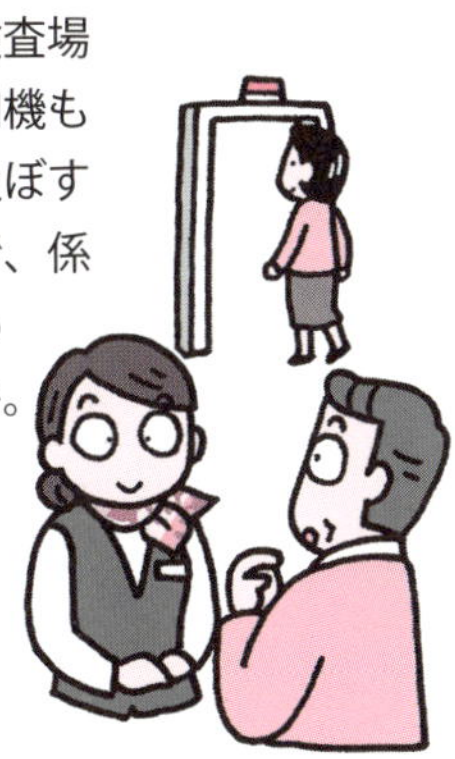

自動車の運転はICDを植込んだら原則禁止

ペースメーカーの場合は、原則として運転は許可されています。植込み後に、失神やペースメーカーの不具合がなければ運転できます。

一方、**ICDとペーシング機能付き植込み型除細動器（CRT-D）の場合は、車の運転は原則禁止**です。運転中に発作が起きた場合、電気ショックによって一時的な意識消失が起こるため、運転には危険が伴うからです。ただし、運転あるいは運転免許維持を希望する場合は、所定の手続きをすれば、認められることもあります。

手続きは、指定の研修を受けた医師の診断書を警察署に提出し、公安委員会と警察が可否を判断します。これで運転が許可されなかった場合は、6か月後に再評価の診断書を提出し、保留期間の延長を申し立てなければ、免許が取り消しになってしまうので注意しましょう。運転が許可された場合でも、6か月ごとに再審査のための診断書提出が必要です。

機器を植込んだ人の自動車の運転は

原則許可

ペースメーカーを植込んだあとに失神したことがない

原則禁止

- 植込み型除細動器（ICD、CRT-D）を植込んだ → 一定期間、作動の有無を観察
- ペースメーカーを植込んだあとに失神したことがある
- 不整脈に起因する失神があるが、ペースメーカーも植込み型除細動器も植込んでいない

一定期間、作動の有無を観察

ICDを植込んだ場合の運転可否基準は右のとおり。必要観察期間中に、失神または機器の作動がなければ運転許可となる。この場合の作動とは、除細動以外の自覚症状を伴わないペーシング、誤作動なども含まれる。作動があった場合、12か月間は運転停止。その後は再作動があるたびに、最後の作動から12か月間延長される。

ICD	必要観察期間
二次予防目的新規植込み	6か月間
一次予防目的新規植込み	30日間
ICD作動後（ショック、抗頻拍ペーシングを含む）	12か月間
電池交換後	7日間
リード追加・交換後	30日間

ここが聞きたい Q&A

機器を植込むとできなくなることは？

Q 機器を植込んだら、できなくなる仕事もある？

A ペースメーカーの場合は、徐脈性不整脈の患者さんがほとんどなので、基本的に機器が正常に作動していれば、不整脈のない人と同じと考えて大丈夫です。無理のない範囲なら、それまでの仕事を続けることができます。しかし、ICDが必要な人の場合はもともと命にかかわる発作を起こす危険があるため、肉体労働は避けるべきです。デスクワークなら続けることが可能でしょう。

　ただし、どちらも強い磁気や電磁波の影響を受けるため、職場環境や職種によっては仕事を継続できないことがあります。発電施設やレーダー基地、溶接、自動車整備に関わる仕事はできません。また、耕運機や草刈り機、発電機などを扱う仕事も避けたほうが安心です。これらを扱う場合は、機器本体に近づけないように十分に注意します。

Q ホットカーペットや電気毛布は使っても大丈夫？

A 家庭でよく使用されるホットカーペット、電気毛布、テレビ、エアコン、空気清浄機、こたつ、洗濯機、掃除機など、ほとんどの電化製品は使っても大丈夫です。最近では、パソコンの無線LANなどもよく使われていますが、これも心配いりません。

　ただし、カチカチと頻繁に電源スイッチを入れたり切ったりすると、電磁波が発生し、影響することがあります。もし何らかの異変を感じたら、すぐに受診してください。

Q ICDの植込みを勧められましたが、植込まなければ運転できる？

A 道路交通法では、「発作によって意識障害または運転障害をもたらす病気」については、免許を与えず、あるいは6か月を超えない範囲で免許を保留できるとされています。過去に失神したことがあり、ICDなどが必要とされた場合、ICDの植込みをしていなくても運転してはいけません。つまり、植込まなければ、運転できるわけではなく、医師がICDを勧めた時点で、運転はできないと考えてください。

　また、たとえ失神したことがなくても、医師の判断で運転してはいけないと指示されたら、やはり運転はやめてください。

心肺蘇生法とAEDの使い方

覚えておきたい致死性不整脈で倒れたときの救命処置

倒れてから1分たつごとに救命率は10％下がる

突然死に至る不整脈で最も多いのが**心室細動**です。この発作が起こると、心臓は全身に血液を送り出すことができなくなります。すると、意識を失い、呼吸も止まります。これが「心肺停止」の状態です。

心肺停止になると、倒れてから1分経過するごとに救命率が10％ずつ下がっていきます。左ページのグラフでもわかるように、10分経過するとかなり危険です。

こんなとき、すぐに医療機関へ搬送でき、救命処置を受けられればよいのですが、救急車を手配しても時間の経過とともに救うことがどんどん難しくなります。**救命するには一刻も早く、その場にいる人が心肺蘇生法を始める**ことが大切です。

AEDで不整脈を早くおさめて突然死を防ぐ

心肺蘇生法のひとつが**AED（自動体外式除細動器）**で電気ショックを与える「除細動」をすることです。

近年、街のあちこちにAEDが設

AED

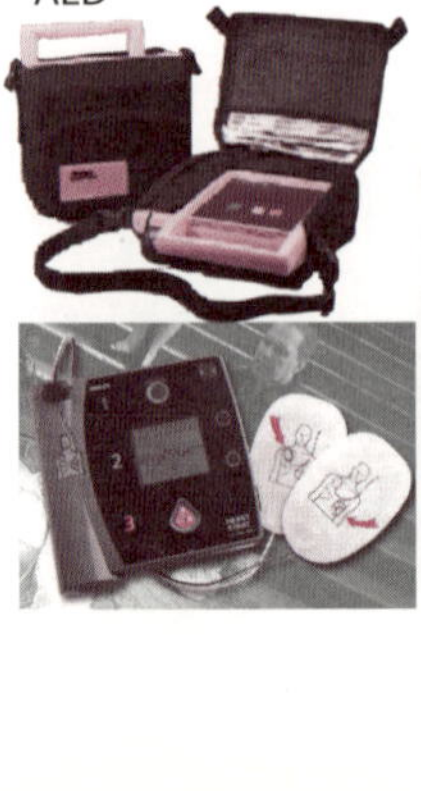

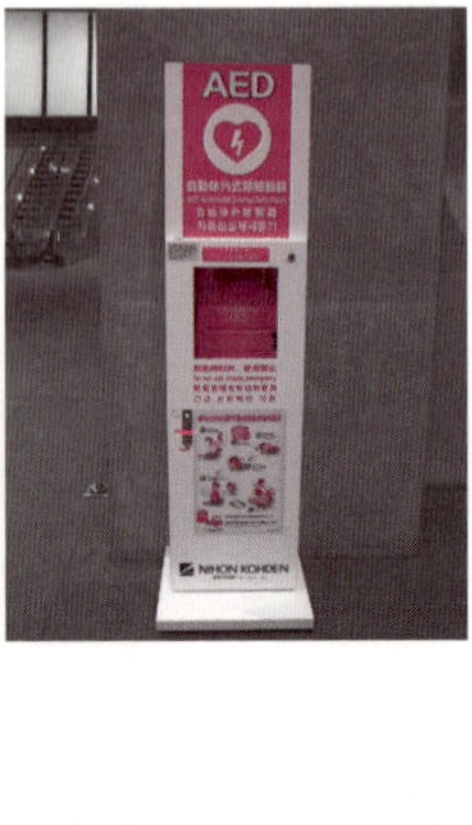

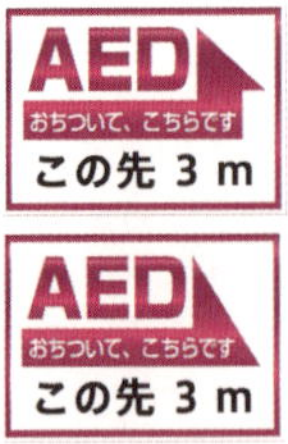

AEDの設置場所を示すマーク

置されるようになり、実物のボックスやスタンドを見たことがある人も多いでしょう。このＡＥＤを使えば医師や救急隊員でなくても、誰でも安全に除細動を行えます。使い方は、内蔵されたコンピュータが自動的に判断し、音声で指示してくれるので心配はいりません。

なお、ＡＥＤは個人での購入やレンタルもできます。不整脈や心臓病のある人が家族にいる場合は、備えておくのもよいでしょう。

心肺停止からの時間と救命率

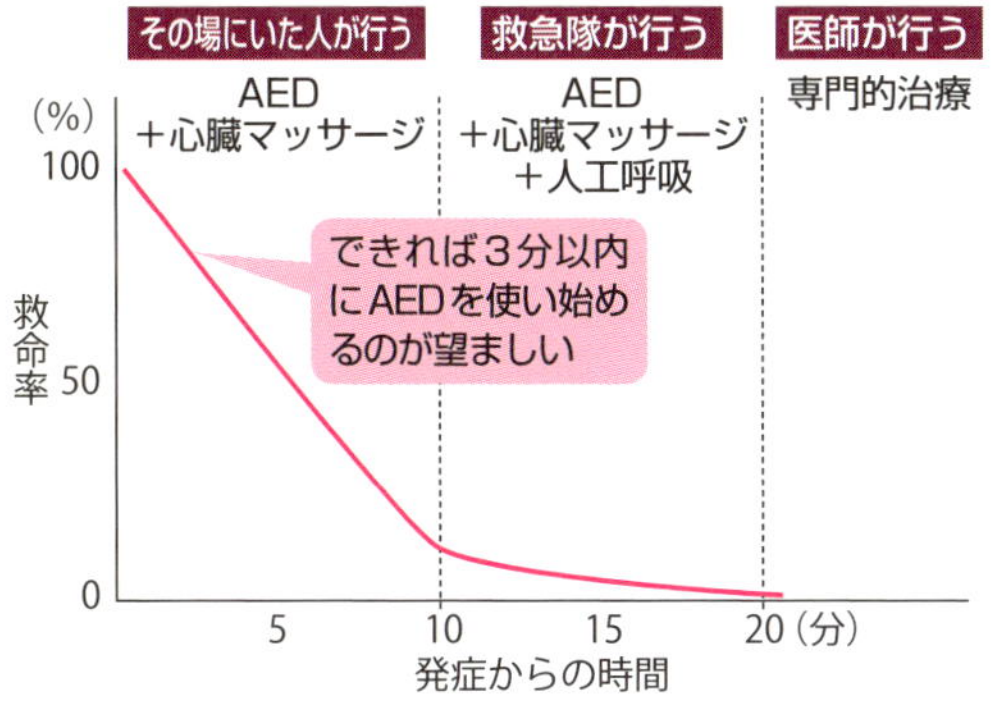

誰でもできる 胸骨圧迫＋ＡＥＤ蘇生法

近くにいる人が発作を起こしたり、突然倒れて意識がなくなったら、ただちに心肺蘇生法を開始します。

以前の心肺蘇生法では、人工呼吸と胸骨圧迫による心臓マッサージを組み合わせて行っていましたが、現在は「**胸骨圧迫＋ＡＥＤ**」のシンプルな方法（p150）が推奨されています。

胸骨圧迫だけでも、以前の方法と救命効果が変わらないことがわかっているので安心してください。

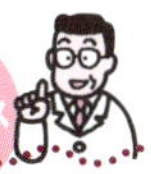

アドバイス

日ごろからＡＥＤの設置場所を確認しておく

ＡＥＤは、駅や空港などの公共交通機関をはじめ、役所や学校、保育所、ホテルなどの宿泊施設、体育・スポーツ施設、劇場やショッピングセンターといった、人が大勢集まる場所を中心に設置が進められ、かなり普及しています。

患者さん本人だけでなく、家族も、ふだんよく出かける場所はどこにＡＥＤが設置されているのか、確認しておくことをお勧めします。

また、都道府県や市区町村のホームページで設置場所を案内しているところもあるので、チェックしてみるとよいでしょう。

コール & プッシュ

胸骨圧迫＋AEDの心肺蘇生法

発作を起こして、突然倒れた

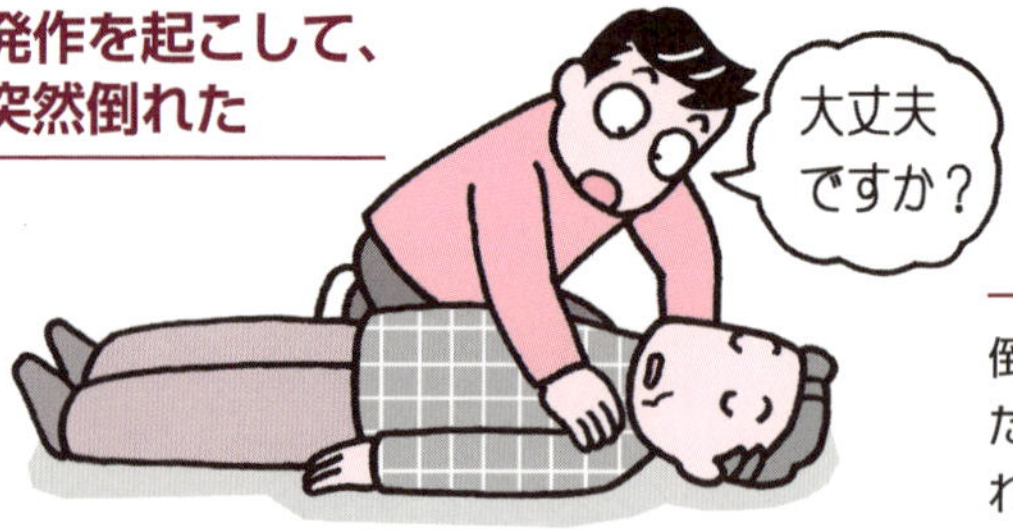
大丈夫ですか？

1 意識の有無を確認する

倒れた人の肩を軽くトントンとたたきながら呼びかけ、反応がなければ意識がないと判断。

2 救急車とAEDの手配

周囲に誰かいるときは、まず119番通報をして救急車の手配を頼み、次にAEDを持ってきてもらう。頼むときは「あなたは119番通報を」「あなたはAEDを持ってきて」と具体的に指示をする。

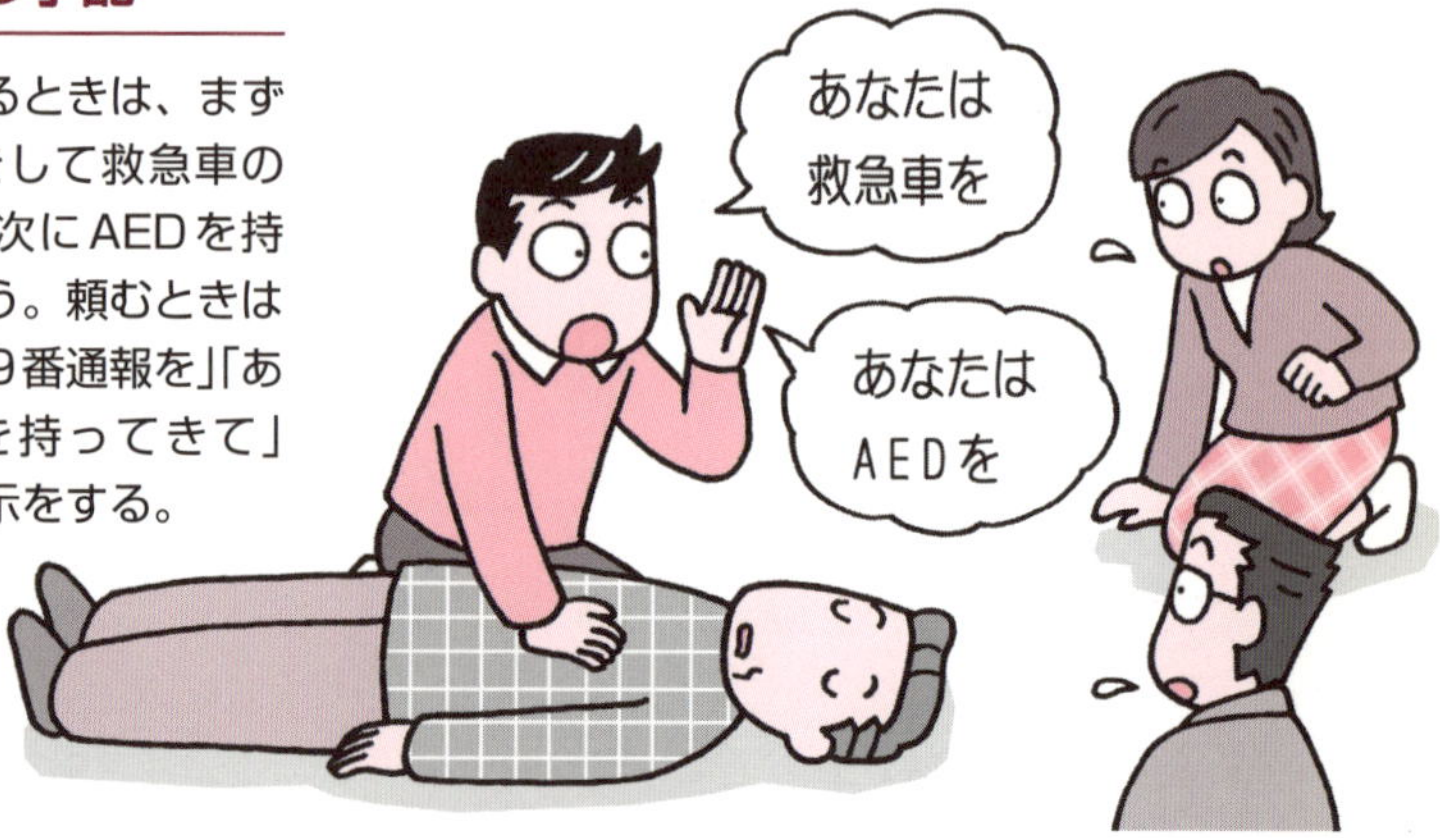
あなたは救急車を
あなたはAEDを

3 胸骨圧迫を始める

救急車とAEDを待つ間、胸骨圧迫をスタート。仰向けに寝かせ、胸の真ん中にある平らな骨（これが胸骨）に手の付け根を当て、もう片方の手を重ねて指を組む（右図）。両ひじを伸ばし、できるだけ真上から力が加わるように、体重をかけて圧迫する。

胸が4～5cmほど沈むくらいの強さで圧迫。押した胸が戻ってきたら、繰り返し圧迫し、1分間に100回のペースで続ける。

手の組み方

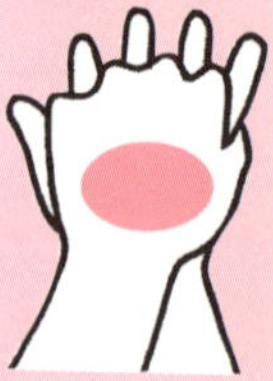

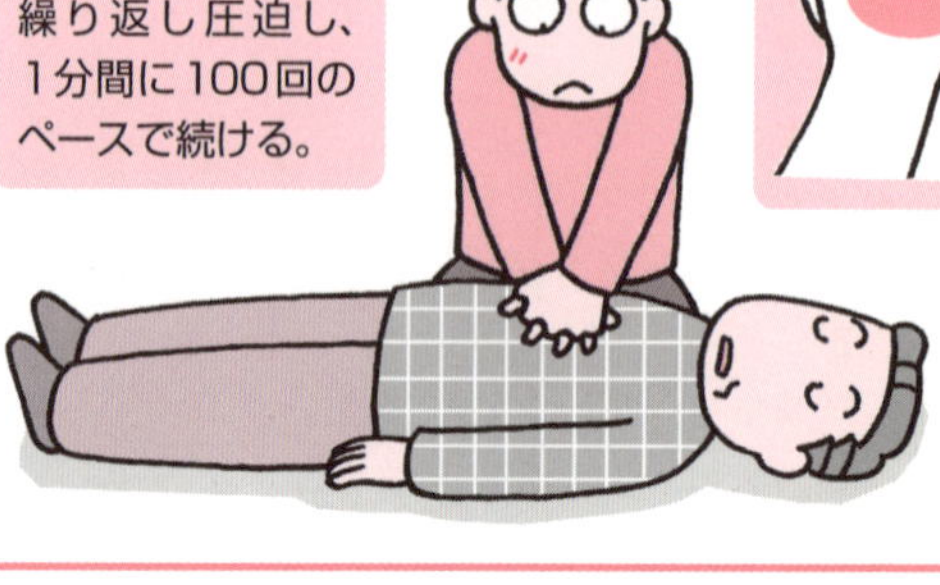

4 AEDを使って除細動

AEDが手元にきたら、すぐに使う。倒れた人の衣服をはだけ、AEDの電源を入れる。あとは音声ガイドの指示に従えばよい。

電源ボタンをON

電源を入れれば、音声ガイドが流れるので、落ち着いて指示に従う。

電極パッドを貼る

パッドを貼ると、機械が自動的に心電図を解析し、除細動の必要があれば、充電がスタートする。除細動が必要なときは音声ガイドで指示が出る。

通電ボタンを押す

通電ボタンを押す前に、倒れた人から少し離れ、体に触れていないことを確認する。

電極パッドの貼り方

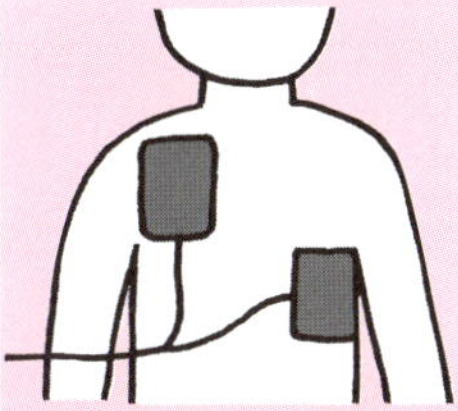

2枚の電極パッドを貼る位置は右胸と左脇腹。表示があるので、その位置に。

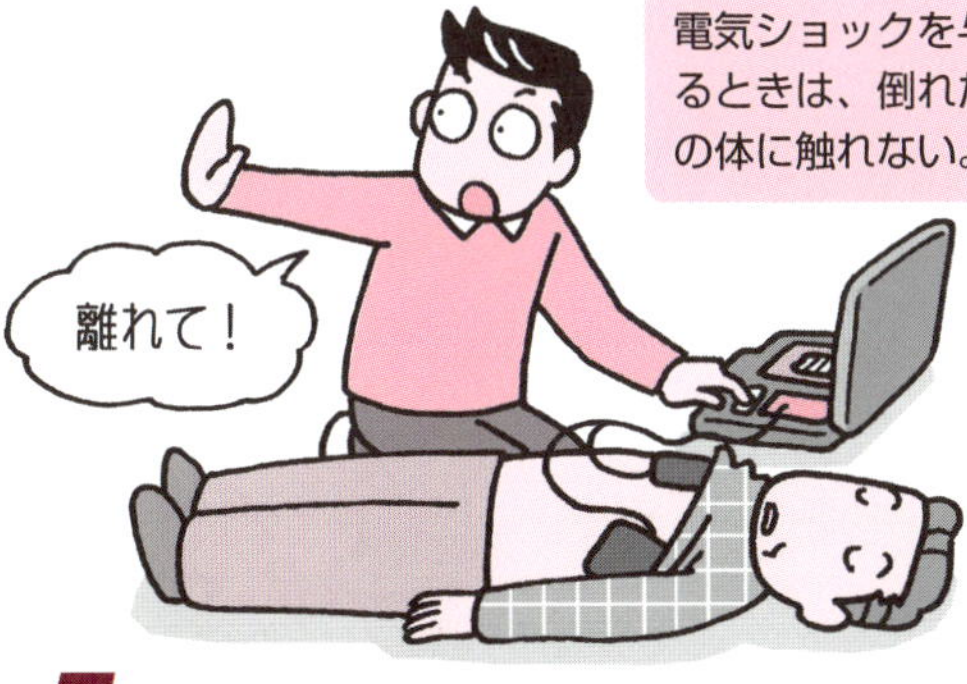

電気ショックを与えるときは、倒れた人の体に触れない。

電気ショックが必要ない場合は

AEDの音声ガイドで除細動の必要がないと伝えたときは、胸骨圧迫を続ける。パッドは貼ったままでよい。

5 再び胸骨圧迫を行う

除細動後、すぐに正常に戻ることはないので、胸骨圧迫を再開する。発作が再発するおそれがあるので、パッドは貼ったままでよい。2分ごとにAEDが再診断をするので、そのつど音声ガイドの指示に従う。これを救急車到着まで続ける。明らかに回復したらやめてよいが、救急隊員が来るまでは注意して見守る。

胸骨圧迫を1人で続けるのは限界がある。疲れると圧迫が不十分になるので、周囲に手伝ってくれる人がいるときは、2分ほどを目安に交代してもらう。

製品名	一般名	分類名
メキシバール	メキシレチン塩酸塩	ナトリウムチャネル遮断薬
メキシレート	メキシレチン塩酸塩	ナトリウムチャネル遮断薬
メキシレチン塩酸塩	メキシレチン塩酸塩	ナトリウムチャネル遮断薬
メキトライド	メキシレチン塩酸塩	ナトリウムチャネル遮断薬
メゾルミン	アテノロール	β遮断薬
メチニン	アテノロール	β遮断薬
メチルジゴキシン	メチルジゴキシン	ジギタリス製剤
メデピン	メトプロロール酒石酸塩	β遮断薬
メトプリック	メトプロロール酒石酸塩	β遮断薬
メトプロロール酒石酸塩	メトプロロール酒石酸塩	β遮断薬
メルカトア	カルテオロール塩酸塩	β遮断薬
メルコモン	メトプロロール酒石酸塩	β遮断薬
メルデスト	メキシレチン塩酸塩	ナトリウムチャネル遮断薬
メレート	メキシレチン塩酸塩	ナトリウムチャネル遮断薬
メントリース	プロプラノロール塩酸塩	β遮断薬
モバレーン	メキシレチン塩酸塩	ナトリウムチャネル遮断薬
ヨウチアゼム　＊	ジルチアゼム塩酸塩	カルシウム拮抗薬
ラニラピッド	メチルジゴキシン	ジギタリス製剤
ラノミン　＊	シロスタゾール	抗血小板薬
リスピン	ジソピラミド	ナトリウムチャネル遮断薬
リズムコート	ピルシカイニド塩酸塩	ナトリウムチャネル遮断薬
リズムサット	ピルシカイニド塩酸塩	ナトリウムチャネル遮断薬
リスモダン	ジソピラミド	ナトリウムチャネル遮断薬
リスモリース	アテノロール	β遮断薬
リスラミド	ジソピラミド	ナトリウムチャネル遮断薬
硫酸アトロピン	アトロピン硫酸塩水和物	副交感神経遮断薬
硫酸キニジン	キニジン硫酸塩水和物	ナトリウムチャネル遮断薬
ルチアノン　＊	ジルチアゼム塩酸塩	カルシウム拮抗薬
レットリット	ピンドロール	β遮断薬
ロプレソール	メトプロロール酒石酸塩	β遮断薬
ワーファリン	ワルファリンカリウム	抗凝固薬
ワーリン	ワルファリンカリウム	抗凝固薬
ワソラン	ベラパミル塩酸塩	カルシウム拮抗薬
ワルファリンK	ワルファリンカリウム	抗凝固薬
ワルファリンカリウム	ワルファリンカリウム	抗凝固薬

＊は不整脈に対しては健康保険の適用対象外です（一般名：ジルチアゼム塩酸塩は内服薬の場合）。

製品名・一般名・分類名対応表は155ページから始まります。

製品名	一般名	分類名
テノーミン	アテノロール	β遮断薬
テノミロール	アテノロール	β遮断薬
トイ	メキシレチン塩酸塩	ナトリウムチャネル遮断薬
トーワミン	アテノロール	β遮断薬
トラサコール	オクスプレノロール塩酸塩	β遮断薬
ナディック	ナドロール	β遮断薬
ノルペース	ジソピラミド	ナトリウムチャネル遮断薬
ハーフジゴキシン	ジゴキシン	ジギタリス製剤
ピチオロール	ピンドロール	β遮断薬
ピメノール	ピルメノール塩酸塩	ナトリウムチャネル遮断薬
ビリンガル	ピンドロール	β遮断薬
ピルシカイニド塩酸塩	ピルシカイニド塩酸塩	ナトリウムチャネル遮断薬
ピルジカイニド塩酸塩	ピルシカイニド塩酸塩	ナトリウムチャネル遮断薬
ピルジニック	ピルシカイニド塩酸塩	ナトリウムチャネル遮断薬
ピンドロール	ピンドロール	β遮断薬
ファンテゾール　＊	シロスタゾール	抗血小板薬
ファンミル	ジソピラミド	ナトリウムチャネル遮断薬
プラザキサ	ダビガトランエテキシラート メタンスルホン酸塩	抗凝固薬
プラテミール　＊	シロスタゾール	抗血小板薬
プレスタゾール　＊	シロスタゾール	抗血小板薬
プレタール　＊	シロスタゾール	抗血小板薬
プレトモール　＊	シロスタゾール	抗血小板薬
プレラジン　＊	シロスタゾール	抗血小板薬
ブロクリン	ピンドロール	β遮断薬
プロタノール	イソプレナリン塩酸塩	β刺激薬
プロノン	プロパフェノン塩酸塩	ナトリウムチャネル遮断薬
プロパフェノン塩酸塩	プロパフェノン塩酸塩	ナトリウムチャネル遮断薬
プロプラノロール塩酸塩	プロプラノロール塩酸塩	β遮断薬
ベタメノール	カルテオロール塩酸塩	β遮断薬
ベプリコール	ベプリジル塩酸塩水和物	カルシウム拮抗薬
ヘマレキート　＊	ジルチアゼム塩酸塩	カルシウム拮抗薬
ベラパミル塩酸塩	ベラパミル塩酸塩	カルシウム拮抗薬
ヘルツベース	プロプラノロール塩酸塩	β遮断薬
ヘルベッサー　＊	ジルチアゼム塩酸塩	カルシウム拮抗薬
ポエルテン	メキシレチン塩酸塩	ナトリウムチャネル遮断薬
ホルダゾール　＊	シロスタゾール	抗血小板薬
ホルミトール	ベラパミル塩酸塩	カルシウム拮抗薬
マゴチロン	ベラパミル塩酸塩	カルシウム拮抗薬
ミオカルジー　＊	ジルチアゼム塩酸塩	カルシウム拮抗薬
ミケラン	カルテオロール塩酸塩	β遮断薬
ミロベクト	アテノロール	β遮断薬
メキシチール	メキシレチン塩酸塩	ナトリウムチャネル遮断薬

製品名	一般名	分類名
エリキュース	アピキサバン	抗凝固薬
塩酸ピルジカイニド	ピルシカイニド塩酸塩	ナトリウムチャネル遮断薬
カテノミン	アテノロール	β遮断薬
カルテロール	カルテオロール塩酸塩	β遮断薬
カルノノン	カルテオロール塩酸塩	β遮断薬
カルビスケン	ピンドロール	β遮断薬
クシセミン	アテノロール	β遮断薬
グロント　＊	シロスタゾール	抗血小板薬
コートリズム　＊	シロスタゾール	抗血小板薬
コロヘルサー　＊	ジルチアゼム塩酸塩	カルシウム拮抗薬
サワタール	プロプラノロール塩酸塩	β遮断薬
サンリズム	ピルシカイニド塩酸塩	ナトリウムチャネル遮断薬
ジゴキシン	ジゴキシン	ジギタリス製剤
ジゴシン	ジゴキシン	ジギタリス製剤
ジゴハン	ジゴキシン	ジギタリス製剤
ジソピラミド	ジソピラミド	ナトリウムチャネル遮断薬
ジソピラミドリン酸塩	ジソピラミド	ナトリウムチャネル遮断薬
ジソピラン	ジソピラミド	ナトリウムチャネル遮断薬
シノベジール	シベンゾリンコハク酸塩	ナトリウムチャネル遮断薬
シプセロン	メトプロロール酒石酸塩	β遮断薬
シベノール	シベンゾリンコハク酸塩	ナトリウムチャネル遮断薬
シベンゾリンコハク酸塩	シベンゾリンコハク酸塩	ナトリウムチャネル遮断薬
ジルチアゼム塩酸塩　＊	ジルチアゼム塩酸塩	カルシウム拮抗薬
シロシナミン　＊	シロスタゾール	抗血小板薬
シロスタゾール　＊	シロスタゾール	抗血小板薬
シロスレット　＊	シロスタゾール	抗血小板薬
スカジロール	アルプレノロール塩酸塩	β遮断薬
セーブテンス	アテノロール	β遮断薬
セーラジール	アテノロール	β遮断薬
セオノマール	アロチノロール塩酸塩	β遮断薬
ゼグミューラー	メトプロロール酒石酸塩	β遮断薬
セレクナート	メトプロロール酒石酸塩	β遮断薬
セレスナット　＊	ジルチアゼム塩酸塩	カルシウム拮抗薬
セロケン	メトプロロール酒石酸塩	β遮断薬
ソタコール	ソタロール塩酸塩	カリウムチャネル遮断薬
ソビラール	プロパフェノン塩酸塩	ナトリウムチャネル遮断薬
ソラシロール	プロプラノロール塩酸塩	β遮断薬
タツピルジン	ピルシカイニド塩酸塩	ナトリウムチャネル遮断薬
タンボコール	フレカイニド酢酸塩	ナトリウムチャネル遮断薬
チオグール	カルテオロール塩酸塩	β遮断薬
チスタロール	カルテオロール塩酸塩	β遮断薬
チヨバン	ジソピラミド	ナトリウムチャネル遮断薬
チルミメール	メキシレチン塩酸塩	ナトリウムチャネル遮断薬

不整脈の主な治療薬

製品名・一般名・分類名対応表

●薬の名前には、薬効などによる「分類名」、有効成分を示す「一般名」、製薬会社がつけた「製品名（商品名）」があります。本書の本文中では、基本的に分類名や一般名で説明しています。この表では、不整脈の治療に使われる主な薬を、製品名（商品名）の五十音順に並べ、一般名、分類名の対応を示しています。

●製品名には、剤形を示す文字や、ジェネリック医薬品（後発医薬品）の製薬会社名を示す文字がついている場合がありますが、この表では原則として省略しています。

●この表に取り上げているのは、基本的に内服薬です。

●病状や合併症によって、この表以外の薬が用いられることもあります。

●この表は、医薬品医療機器総合機構（PMDA）の情報をもとに作成しています（2013年2月現在）。

製品名	一般名	分類名
アイタント　＊	シロスタゾール	抗血小板薬
アイデイトロール	プロプラノロール塩酸塩	β遮断薬
アストニール	アロチノロール塩酸塩	β遮断薬
アスペノン	アプリンジン塩酸塩	ナトリウムチャネル遮断薬
アセタノール	アセブトロール塩酸塩	β遮断薬
アセメール	アロチノロール塩酸塩	β遮断薬
アテネミール	アテノロール	β遮断薬
アテノリズム	アテノロール	β遮断薬
アテノロール	アテノロール	β遮断薬
アドビオール	ブフェトロール塩酸塩	β遮断薬
アナシロール	アロチノロール塩酸塩	β遮断薬
アプリトーン	アプリンジン塩酸塩	ナトリウムチャネル遮断薬
アプリンジン塩酸塩	アプリンジン塩酸塩	ナトリウムチャネル遮断薬
アミオダロン塩酸塩	アミオダロン塩酸塩	カリウムチャネル遮断薬
アミサリン	プロカインアミド塩酸塩	ナトリウムチャネル遮断薬
アルセノール	アテノロール	β遮断薬
アルマイラー	アテノロール	β遮断薬
アレファリン	ワルファリンカリウム	抗凝固薬
アロチノイル	アロチノロール塩酸塩	β遮断薬
アロチノロール塩酸塩	アロチノロール塩酸塩	β遮断薬
アロチノン	アロチノロール塩酸塩	β遮断薬
アンカロン	アミオダロン塩酸塩	カリウムチャネル遮断薬
イグザレルト	リバーロキサバン	抗凝固薬
イスハート	ピンドロール	β遮断薬
インデラル	プロプラノロール塩酸塩	β遮断薬
エクバール　＊	シロスタゾール	抗血小板薬
エジェンヌ　＊	シロスタゾール	抗血小板薬

ま行

や行

ら行

わ行

欧文

た行

な行

は行

索引

あ行

か行

さ行

●監修者

杉　薫（すぎ・かおる）

東邦大学医療センター大橋病院循環器内科教授、病院長

1975年東邦大学医学部卒業。同大学医学部第三内科講師・助教授を経て、2006年より教授。12年より東邦大学医療センター大橋病院病院長を兼任。日本循環器学会、日本心電学会、日本不整脈学会などの学会役員を務める。専門は循環器内科、特に不整脈、心臓電気生理学。

●主な参考文献

『不整脈薬物治療に関するガイドライン（2009年改訂版）』www.j-circ.or.jp/guideline/pdf/JCS2009_kodama_h.pdf
『不整脈の非薬物治療ガイドライン（2011年改訂版）』www.j-circ.or.jp/guideline/pdf/JCS2011_okumura_h.pdf
『心房細動治療（薬物）ガイドライン（2008年改訂版）』www.j-circ.or.jp/guideline/pdf/JCS2008_ogawas_h.pdf
『すべてがわかる不整脈診療エッセンス』池田隆徳 著（南江堂）
『保健指導のための心電図の読みかた 説明のしかた』小川 聡 著（インフロント）
『病気がみえるvol.2 循環器 第3版』医療情報科学研究所 編集（メディックメディア）
『STEP内科⑤ 循環器 第2版』梅村 敏・木村一雄 監修（海馬書房）
『標準循環器病学』小川 聡・井上 博 編集（医学書院）
『別冊NHKきょうの健康 心臓の病気』小川聡 総監修（NHK出版）
『別冊NHKきょうの健康 不整脈』小川 聡 総監修（NHK出版）
『ホーム・メディカ安心ガイド 不整脈 これで安心』赤石 誠 編著（小学館）
『今日の治療薬2013 解説と便覧』浦部晶夫・島田和幸・川合眞一 編集（南江堂）
『ハート先生の心電図教室 part1 改訂版』市田 聡 著（心臓病看護教育研究会）

これで安心！

不整脈～脳梗塞・突然死を防ぐ

監修者　杉　薫

発行者　髙橋秀雄

発行所　**高橋書店**

〒112-0013　東京都文京区音羽1-26-1

編集　TEL 03-3943-4529　FAX 03-3943-4047

販売　TEL 03-3943-4525　FAX 03-3943-6591

振替　00110-0-350650

http://www.takahashishoten.co.jp/

ISBN978-4-471-40801-5

※本書についての問合せ　土日・祝日・年末年始を除く平日9：00～17：30にお願いいたします。
内容・不良品／TEL 03-3943-4529（編集部）、在庫・ご注文／TEL 03-3943-4525（販売部）